U0388181

干燥综合征——中医自我保健

主　编　张剑勇　姜　泉

副主编　肖　敏　肖语雅　唐大斌

编　委　姜玉宝　刘瑞林　郭盈澳

人民卫生出版社
·北京·

图书在版编目（CIP）数据

干燥综合征：中医自我保健 / 张剑勇，姜泉主编.
北京：人民卫生出版社，2025. 1. — ISBN 978-7-117
-37273-2

Ⅰ. R259. 932

中国国家版本馆 CIP 数据核字第 2025XE1074 号

人卫智网	www.ipmph.com	医学教育、学术、考试、健康，
		购书智慧智能综合服务平台
人卫官网	www.pmph.com	人卫官方资讯发布平台

干燥综合征——中医自我保健
Ganzao Zonghezheng——Zhongyi Ziwo Baojian

主　　编：张剑勇　姜　泉
出版发行：人民卫生出版社（中继线 010-59780011）
地　　址：北京市朝阳区潘家园南里 19 号
邮　　编：100021
E - mail：pmph @ pmph.com
购书热线：010-59787592　010-59787584　010-65264830
印　　刷：廊坊一二〇六印刷厂
经　　销：新华书店
开　　本：889×1194　1/32　印张：8.5
字　　数：150 千字
版　　次：2025 年 1 月第 1 版
印　　次：2025 年 2 月第 1 次印刷
标准书号：ISBN 978-7-117-37273-2
定　　价：45.00 元

打击盗版举报电话：010-59787491　E-mail: WQ @ pmph.com
质量问题联系电话：010-59787234　E-mail: zhiliang @ pmph.com
数字融合服务电话：4001118166　E-mail: zengzhi @ pmph.com

主编简介

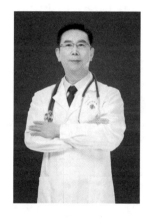

张剑勇，医学博士，二级教授，主任中医师，博士研究生导师，广东省名中医，深圳市名中医，深圳市五一劳动奖章获得者，深圳市中医院风湿病科学科主任，深圳市"医疗卫生三名工程"依托团队负责人，广东省中医风湿病重点专科学科带头人，中华中医药学会名医名家科普工作室（建设单位）负责人，中华中医药学会（风湿病）科学传播专家团队科学传播专家，中华中医药学会风湿病分会副主任委员，粤港澳大湾区中医药临床传承创新研究中心抗痛风联盟主席，深圳市中医院痛风爱心俱乐部创始人。

从事风湿病学的医疗、教学、科研工作35年，擅长运用岭南医学理论和瘀痹学说诊治风湿病，尤其对痛风、类风湿关节炎、强直性脊柱炎、系统性红斑狼疮、干燥综合征、骨关节炎和产后风湿的诊治有独

3

到之处。主编《风湿免疫疾病中医特色疗法》等著作20部，发表论文140余篇，其中SCI论文25篇。主持研究国家省市课题20项，获中华中医药学会科学技术奖4项，中国中西医结合学会科学技术奖1项。

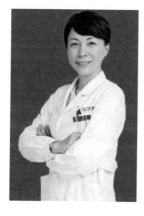

姜泉，教授，主任医师，博士研究生导师，首都名中医，岐黄学者。中国中医科学院广安门医院风湿病科主任，首都中西医结合风湿免疫病研究所所长。享受国务院政府特殊津贴专家，国医大师路志正教授学术经验继承人，国家重点研发计划项目首席科学家，中华中医药学会风湿病分会主任委员。

主持国家科技部、国家自然科学基金等课题 18 项。发表中文核心期刊及 SCI 论文百余篇。获得国家科技进步奖二等奖 1 项，中华中医药学会科学技术奖一等奖 2 项，获得国家发明专利 2 项。

接到张剑勇、姜泉两位教授新书即将推出的消息，我不禁有点吃惊：作为终日忙于临床的名医，他们哪来这么大的精力去著书立说，且连年成果不断呢！不少了解他们的朋友告诉我，这主要来自他们的勤奋刻苦、善于思维和厚积薄发，他们把自己的聪明才智、精力、时间几乎全部放在了事业上，用炽热的心、灵巧的手把扎实的理论功底与长期的临床经验凝结在一起，在反复思索、千锤百炼中撰写出学科的精品。

这次推出的《干燥综合征——中医自我保健》和《痛风——中医自我保健》两本新书，是基于这两种病在我国风湿病人群中发病面广、危害性大、给患者和社会带来精神和经济负担沉重的现状而立项编纂的。

中医学对风湿病的认识很早，在东汉医家张仲景的《金匮要略》中已直呼"风湿"二字了："病者一身尽疼，发热，日晡所剧者，名风湿"（《金匮要略·痉湿暍病脉证治》）。当然，再早的认识还可以追溯到《黄帝内经》或者更久远的年代，当时不叫"风湿"，而是在"痹证"的旗下立论的。在《素问·痹论》中，不仅给了"风寒湿三气杂至，合而为痹"的定义，而且还有了风气盛者为行痹、寒气盛者为痛痹、湿气盛者为着痹的分类。把其主要的表现归纳为肢体、关节、肌肉的疼痛、麻木、酸楚、肿胀、变形、僵直等，与西医学所论述的风湿类疾病的主要表现相类同。西医学的崛起，促进了对风湿病的微观认知朝着更加细化的方向发展起来，给医者提供了更多直观的研判指标，给患者提供了更多方便的治疗方案。特别是近些年来，在中、西医学家们的共同努力、推动下，这些认知逐渐成熟并发展起来，也将这一领域的研究推向了一个新的高度。

干燥综合征是一种系统性自身免疫性疾病，以淋巴细胞增生、外分泌腺进行性破坏和自身抗体的存在为特征。有数据显示该病为全球性疾病，我国患病率为 0.3% ~ 0.7%，是最常见的中老年人自身免疫性结缔组织病。患者口干、眼干、皮肤干燥，缠绵难愈，并发症多，严重危害广大民众的身心健康。其他风湿类疾病，也同样存在着痛苦大、危害大的问题，致残、致死率居高不下的现象令人担忧。这些疾病不仅发生在经过一生辛苦奔波、积劳成疾的老年人群中，给他们的晚年生活罩上一层阴影，而且也广泛发生于正在生活中不断攀登的中壮年乃至青少年的人群中，发病低龄化正成为一种可怕的趋势。对于如此沉重的话题，不要说普通老百姓的认识不足，就是许多医生的认识也未必到位。由此造成的有病乱投医、滥用药，乃至受骗于社会上不法巫医或游医的事时有发生，给患者的心理、机体、家庭、财产造成莫大的损失，给国家的医疗秩序、医疗市场、医疗资源、医疗支出造成了极大的混乱或浪费，这不能不引起人们的高度关注。

疾病虽然可怕，却是可防可治的，"五脏之有疾也，譬犹刺也，犹污也，犹结也，犹闭也。刺虽久犹可拔也，污虽久犹可雪也，结虽久犹可解也，闭虽久犹可决也……疾虽久，犹可毕也。言不可治者，未得其术也"（《灵枢·九针十二原》）。数千年前，我们的先人就作出了如此超前的论断！长期、大量的实践证明，只要积极预防、治疗、康复，把疾病的发生率、死亡率减低到较低或很低的程度，是完全可以做到的。《痛风——中医自我保健》《干燥综合征——中医自我保健》的适时推出，是对这一问题的正面回答，也是应对风湿病挑战的有力举措之一。为了拉近医患之间的距离，该书采用对话的方式，患者提问题，医生作回答，多角度、全方位地诠释了由风湿病的现状和危害、病因和病机到风湿病的诊断与鉴别、治疗与护理等方面的诸多问题。其中，既有中医疗法，还有西医疗法；既有药物疗法，还有饮食、运动等疗法，为读者提供了一道风味可口、形式多样的精神大餐。可以说，满足了人民群众对保健知识的需求，对提高全社会对风湿病的认识，加强医患合作，增强患者的自我保健意识，帮助患者消除顾虑和恐惧心理、减轻疾病痛苦、提高生活质量和使患者得到科学正确的治疗等，都是有直接裨益的。

让普通读者读懂医学书籍是医学知识普及的前提，也是解决中医学术与中医科普互相对接难题的方法。要想把它解决好，不仅需要认识论上的高度和深度，而且需要方法学上的跟进和适应。没有过硬的表达本领而单凭热情是办不好这件事情的，医学科普作家必须认真考究这方面的学问。《痛风——中医自我保健》和《干燥综合征——中医自我保健》的作者，做了很大的努力和有益的尝试，在保证学术实质科学性的前提下，一改以往一些科普出版物以学术面孔、学术语言为表现手段的专业教科书的性质，向医学知识口语化、专业学术白描化、表述手法直观化的普及方向迈进了一步，较好地解决了科普读物艰涩有余、通俗不足的症结，在轻松的谈话氛围中向读者介绍了最受人关注、最常见、最具代表性的风湿病防治知识。诚然，书中的论述难免还有一些可斟酌处，语言的表达难免还有可推敲处,但他们的良苦用心、至诚态度和积极行为,一定会得到读者认可和欢迎的。

该书付梓之际,两位主编教授嘱我作序,冲着他们为医学普及事业这颗赤诚之心,我无法拒绝。写上这些话,或许词不达意,总算是对他们理解和支持态度的一点表达吧!

2021 年 5 月 31 日　北京

前言

　　干燥综合征是一种主要侵犯外分泌腺，尤其是唾液腺及泪腺的慢性炎症性自身免疫疾病。中年女性多见，以口、眼干燥为其常见症状，也可伴有内脏损害并出现多种临床表现。其确切的病因和发病机制尚不明确，一般认为与遗传、免疫、病毒感染等因素有关。这是近年来被不断重新认识的疾病，越来越多的人被确诊。本书采用对话的方式，即患者提问题，医生作回答，多角度、全方位地诠释了干燥综合征的现状和危害、病因和病机、诊断与鉴别、治疗与护理等方面的诸多问题。所介绍的问题都是患者最关心、最常见、最具代表性的。本书内容精炼，通俗易懂，形式生动活泼，适合广大患者及家属阅读，相信也是对在校医学生和医学爱好者有益的参考书。

　　由于时间仓促，书中不妥之处在所难免，敬请各位同道不吝赐教，以便再版时补充、修订。

编者

2024 年 10 月

目 录

第一章

认识危害

　　干燥综合征是一种主要侵犯外分泌腺，尤其是唾液腺及泪腺的慢性炎症性自身免疫疾病。中年女性多见，以口、眼干燥为其常见的症状，也可伴有内脏损害并出现多种临床表现。干燥综合征确切的病因和发病机制尚不明确，一般认为与遗传、免疫、病毒感染等因素有关。干燥综合征分为原发性和继发性两种，原发性指不合并其他自身免疫性疾病，继发性则指继发于类风湿关节炎、系统性红斑狼疮、系统性硬化等结缔组织病。

1. 什么是人体的分泌腺？

　　患者咨询：我的妈妈经常说口干，并且很容易感觉到累。到医院就诊后，确诊为干燥综合征。对这种疾病我们都没听说过，医生说这是一种主要侵犯外分泌腺的疾病。以前只听说过内分泌疾病，像糖尿病、甲状腺功能亢进或减退等疾病。请问医生，什么是外分泌腺？主要包括哪些？它和内分泌腺有何不同？

专家回复：人体的大多数器官具有分泌物质的功能，可以按照分泌物的去向将这些器官分为外分泌腺和内分泌腺。外分泌腺分泌的物质是排出体外的，而内分泌腺分泌的物质是留在体内的。外分泌腺分泌的物质有泪液、唾液、皮肤的汗液以及胃的分泌液和肺及气管、支气管的分泌液等。内分泌腺分泌的物质包括甲状腺素、肾上腺素、胰岛素等。这些分泌物质同神经系统、免疫系统相互配合和调控，使全身各器官系统协调一致，共同担负着机体的代谢、生长、发育、运动、衰老和病态等生命现象。干燥综合征主要累及泪腺和唾液腺等外分泌腺，因此会出现"口干、眼干"等症状。

2. 什么是干燥综合征?

患者咨询：我婆婆前一段时间出现了口干、眼干涩和关节痛，吃饭时要用水送才能下咽，非常难受。到医院看病，医生说是患了干燥综合征，还说需要长期治疗。我们以前从来没听说过这种病，请问专家，什么是干燥综合征?

专家回复：干燥综合征是一种全身外分泌腺受累的慢性自身免疫性疾病。以泪腺、唾液腺受损的症状为主要表现。腺体损害分成三部分：①浅表腺体病变。浅表腺体是指泪腺、唾液腺、皮肤汗腺、鼻黏膜腺体、咽鼓管、咽部腺体及外阴和阴道的腺体。这些腺体损害可以出现如腮腺肿大、口干燥、不停喝水；眼干少泪、眼睛中反复有沙尘感、皮肤干燥无华及外阴和阴道干燥萎缩等。②内脏外分泌腺病变。表现为呼吸系统、消化系统、泌尿系统、循环系统的损害症状，如可出现吞咽困难、反复的支气管炎、心包积液、肾小管损害的症状。③容易合并淋巴瘤病变。

同时，还可出现腺体外的病变，包括四个部分：①血管炎所致的皮肤黏膜病变，如发皮疹；关节肌肉病变，如 70%～80% 的患者出现关节痛；神经系统病变。②非炎症性血管病，如雷诺现象。③自身免疫性内分泌疾病，如甲状腺功能减退。④介质诱导病变，如发热、疲劳、血细胞减少等。

干燥综合征是一种在近十年来才不断被重新认识的疾病。干燥综合征许多重要的实验室检查，如抗 SSA 抗体、抗 SSB 抗体检测是 20 世纪 80 年代以后才发现的。诊断上的困难，导致人们对干燥综合征的认知困难。加之风湿性疾病本身也是一个年轻的学科，不同于其他学科所见到的一些常见病，如冠心病、高血压、肺炎等被人们所熟知。因此做好科普工作，尽快让更多的人了解干燥综合征及其对人类带来的伤害，也是风湿病学者需要重视的课题。

3. 什么人易患干燥综合征？

患者咨询： 我妈妈因口干、眼干，最近到医院的风湿科就诊，经过检查最后被确诊为干燥综合征。以前没有听说过这个病，现在因为我妈妈住风湿科，看到有不少人被确诊为干燥综合征，他们也有口干、眼干这样类似的临床表现，我很担心我也有这样的疾病，请问专家：什么人易患干燥综合征？我今年20多岁了，我和我姐姐有时也会出现口干的现象，会不会也得了这个病？

专家回复： 在医学上，干燥综合征高危人群是指容易患干燥综合征的人群。虽然现在还没患病，但比普通的人患干燥综合征的概率大。其中包括：①家族中有干燥综合征患者。②血缘亲属患有其他的风湿病（如类风湿关节炎、系统性红斑狼疮、系统性硬化、皮肌炎、混合性结缔组织病等）。③年龄在40～60岁之间。④长期精神压力过大，经常处于紧张劳累环境中。⑤某些病毒感染，如人类疱疹病毒。虽然你和你姐姐已有一些口干的现象，但引发口干口渴的原因很多，如长期的精神紧张、环境干燥、各种因素导致的尿量过多等，但并不一定就是患有干燥综合征。尽管干燥综合征有一定的遗传倾向，但不能说干燥综合征就一定会遗传。干燥综合征不属于遗传性疾病。你现在年龄是20多岁，还不是此病的高发年龄，因而不必过度担心自己或你的姐姐一定会发生此种疾病。当然由于你的妈妈有这样的疾病，你们也要适度注意。若排除上述容易引起口干因素的影响后，你们仍有明显口干的症状，可以通过风湿科的专项检查进行排查。

4. 干燥综合征能根治吗?

患者咨询: 我妈妈在患了干燥综合征后，由于眼干，总是需要不断使用眼药水，才觉得舒服。吃饭时总是需要用水送才能下咽。每天吃不少的药，我们全家人感觉非常心疼，希望妈妈能够早日康复。请问专家: 干燥综合征能根治吗?

专家回复: 随着风湿免疫学的不断发展，对干燥综合征的研究及治疗上有了很大的进步，新药不断涌现，治疗效果不断地提高。然而，必须指出的是，干燥综合征的确切发病机制还不清楚，一般认为是多因素所致。因而现在的治疗还是对症治疗，控制症状，减慢病情的发展，还谈不上根治。但因为此病是一个慢性进展的全身性自身免疫性疾病，因而相对而言，疾病发展比较缓慢。在正确的治疗下，控制病情的发展是可以做到的。

5. 干燥综合征患者能结婚吗?

患者咨询: 我今年 26 岁了,患原发性干燥综合征已有 2 年时间。我和我的男朋友已相恋 1 年,我们的感情很好,已到了谈婚论嫁的时候,但他们家人担心我的病会遗传,我也有些担心。请问专家:干燥综合征患者可以结婚生子吗?

专家回复: 这种担心是可以理解的,因为干燥综合征是有遗传倾向的,如果父母双方有一方患病,那么子女的患病率可能会高于正常人。但需要指出的是,尽管如此,与遗传性疾病相比,还有更大的概率可以生出健康的后代。同时因为此病有性别倾向,如女性高发,所以反过来讲这样生育健康后代概率就更高。从医学角度看,干燥综合征患者是可以结婚的,美满婚姻生活,往往对身心有益,对于紊乱的免疫系统,利于稳定。因而你可以放心结婚,不必因为干燥综合征而影响了你的婚育决策。

6. 干燥综合征患者怀孕、生育时需要注意些什么?

患者咨询: 我在 3 年前被诊断为干燥综合征,通过规律的治疗,目前病情比较稳定,虽然还有一些不适,但一直能正常工作。目前仍在服药,我准备今年要小孩，但听别人说我吃的药会影响胎儿，而且怀孕会加重病情。请问专家：干燥综合征患者怀孕时需要注意些什么？

专家回复：怀孕对于干燥综合征患者是一件比较重要的事情，尽管干燥综合征患者发病的年龄一般在40～60岁，年轻患者较少，但亦有少数是育龄期发病的患者，因此难免面临怀孕、生育问题。一般来说，治疗干燥综合征疾病的慢作用药物导致胎儿畸形的可能性较大，所以一般需要停用此类药品3个月以上才可怀孕。而停药的前提是经过系统治疗后病情已缓解，原本处于活动状态的指标恢复正常，如血常规、肝功能、肾功能、C反应蛋白和血沉等，经医生同意就可以停药了。停药一般是渐进性的，慢慢地停药。另外一个重要的问题就是怀孕是否会加重病情。已有研究证实雌激素水平上升会加重病情，但不是怀孕就一定会导致干燥综合征的病情加重。因而我们还是建议你在病情稳定，停用慢作用药物至少3个月后再怀孕，并且怀孕期间规律复诊及复查，如果出现病情变化及时就医。

7. 幼年干燥综合征的特点是什么？

患者咨询：我的女儿今年才12岁，现在不断出现眼干涩的症状，需要点眼药水才舒服，同时患过腮腺炎。到眼科医院检查后，眼科医师让我女儿到风湿科就诊，风湿科医生询问病史后，怀疑是幼年干燥综合征。请问专家：幼年干燥综合征与成人干燥综合征相比有什么不同？

专家回复：幼年干燥综合征主要表现为腮腺肿大，关节炎很少见，以关节痛作为首诊者较少。而成人干燥综合征一般表现为口干燥及关节痛，腮腺肿大比较少见。所以当患儿出现眼干涩，或者口干时，要注意观察是否有腮腺肿大，如果有腮腺肿大应注意排除是否存在幼年干燥综合征。

8. 幼年干燥综合征会影响患儿的发育吗?

患者咨询：我姐姐家的孩子，因为腮腺反复肿大、眼干，在医院的风湿科经过反复检查，最后确诊为原发性干燥综合征，家里人非常担心。请问专家：干燥综合征会不会影响小孩子今后的发育？

专家回复：一般说来，干燥综合征是一种主要累及外分泌腺的疾病，同时也会损害骨骼。对骨骼的损害主要表现在骨软化，其他的骨骼病变还包括骨质疏松和肾性骨营养不良等。骨骼病变多数继发于肾小管酸中毒。一些患者可能会以全身骨骼疼痛、骨软化症为首发症状，在进行病因检查时才发现继发于干燥综合征及肾小管酸中毒。干燥综合征合并骨软化症在欧美人群中较少见，亚洲人群尤其是在中国患者中较为常见，推测可能与某些人群的易感性有关。幼年干燥综合征合并肾小管酸中毒时，常可出现骨骼严重畸形，呈现典型佝偻病样的表现，膝内翻或膝外翻畸形、串珠肋、胸廓畸形、肋缘外翻和手镯样的改变。一般干燥综合征合并肾脏损害者可达 50% 左右。而肾脏的损害主要表现为肾小管酸中毒和并发骨软化症等肾性骨病的表现，要引起一定的重视。

9. 干燥综合征有遗传性吗?

患者咨询：我姐姐患了原发性干燥综合征，姐姐的孩子已经 6 岁了，对这个病我们不太了解，仅知道这是一个风湿性结缔组织病，家人都很担心孩子以后也会患有这个病。请问专家：干燥综合征有遗传性吗?

专家回复：携带某些易感基因是易患干燥综合征的因素之一。研究发现：干燥综合征患者的亲属发生本病的危险性高于正常人群。这表明，干燥综合征发病与遗传和基因有关。医学家在对免疫遗传的研究测定中发现人类白细胞抗原 HLA-DR3、HLA-B8 与干燥综合征密切相关，且这种相关又因种族的不同而不同，如西欧人与 HLA-B8、HLA-DR3、HLA-DW52 相关，日本人与 HLA-DR53 相关。因此，干燥综合征具有一定遗传倾向，其好发年龄段是 40～60 岁，因此干燥综合征患者的家属，特别是中年女性，应提高警惕。

10. 干燥综合征对人体的危害有哪些?

患者咨询：我姨妈去年因为经常觉得嘴巴干燥、眼部干涩到医院就诊，风湿科医生诊断她患了干燥综合征，要求她正规系统地治疗。请问专家：干燥综合征对人体的危害有哪些?

专家回复：干燥综合征对人体的损害主要表现在以下几个方面。①口腔：因唾液分泌减少，需要频频饮水；严重者进食困难，甚至出现片状脱落、发黑的猖獗齿。40% 的患者唾液腺对称性肿大，且反复发作。②眼睛：因泪腺分泌功能低下引起眼干涩、异物摩擦感，伴分泌物增多；严重者可致角膜溃疡，甚至穿孔、失明。③皮肤及黏膜：皮肤干燥、瘙痒，鼻腔、阴道干燥。可有荨麻疹样皮疹，结节红斑以及高球蛋白血症所致的紫癜样皮疹。黏膜受损还可出现溃疡。④肌肉及骨骼：70%～80% 的患者有关节痛，仅 10% 发生关节炎，关节破坏少见。可有肌无力，肌酶升高等表现。⑤肺脏：50% 患者有肺泡炎症，少数患者发生肺间质纤维化，肺功能下降。⑥消化道：因咽痛、食道干燥、食管运动障碍可出现吞咽困难。腺体分泌减少易并发慢性萎缩性胃炎，少数还可并发急、慢性胰腺炎。部分患者出现肝功能损害、黄疸以及顽固性腹泻。⑦肾脏：约50%的患者并发肾损害，其中90%为远端肾小管受累，可表现为周期性低钾麻痹，肾性软骨病、肾性尿崩症等。⑧血管及神经：不同部位的血管炎会致中枢神经系统和周围神经系统的病变。⑨淋巴：淋巴组织增生，多数为良性，因本病淋巴瘤的发病率要比正常人高44倍，因此应警惕恶变的可能。

11. 干燥综合征的临床预后如何？

患者咨询： 我姐姐患了干燥综合征，前一段在风湿病科住院治疗，家人听说后，非常担心，不知道以后会怎么变化，会不会影响寿命？请问专家：干燥综合征预后如何？

专家回复： 经过为期10年的随访，医学家研究发现约有1/3的干燥症患者最终符合干燥综合征的诊断标准。也就是说，从有口干燥开始，到发展为能够确诊干燥综合征需要相当长的时间。病情的发展和干燥症的严重程度与自身抗体（尤其是抗SSA抗体）和血清中的IgG水平相关。曾经有报道提到，唾液流量减少的情况会持续若干年，但在此研究期间，反复活检可发现病灶数量不断增加。最常见的腺体外病变是关节痛、关节炎、雷诺现象、皮肤干燥症、皮疹以及白细胞减少。腺体外病变的严重程度与抗 SSA 抗体密切相关，抗 SSA 抗体阳性与其他风湿病的发展也有关，比如系统性红斑狼疮、类风湿关节炎和硬皮病。一般来说原发性干燥综合征死亡率并不高。在所有的调查范围中，原发性干燥综合征患者生活质量下降；在被调查的女性患者中，尽管原发性干燥综合征的心理学分类计分与类风湿关节炎和纤维肌痛相似，但原发性干燥综合征的临床预后相对较好，对其寿命的影响也相对较小，所以，您不必过于担心。

12. 干燥综合征常见的死亡原因是什么?

患者咨询：我妈妈前一段时间被诊断为干燥综合征，在风湿科住了一段时间。在住院时，我看到风湿病科患者的疾病各种各样，有类风湿关节炎，有红斑狼疮，还有硬皮病等。还看到有的患者在住院过程中死亡，这让我们非常震惊，才知道风湿病也可以死人。现在我的家人比较担心，请问专家：干燥综合征常见的死亡原因是什么？它的死亡率高不高？

专家回复：一般说来，干燥综合征由于发病比较缓慢，病情进展得不快，所以如果不发生其他的变化，死亡率是很低的。如果没有内脏损害，患者一般可以维持正常的寿命。即使不治疗，病情发展得也较慢。常见的死亡原因，一般是肺间质的改变引发感染所致死亡。此外，有报道，干燥综合征患者发生淋巴瘤的概率较正常人高出44倍。由于易患淋巴瘤，所以病情会出现不确定性，如果发生淋巴瘤，死亡率就会大大上升。如果没有证据表明患淋巴瘤，就不用担心。同时也要注意是否正确用药，因为治疗本病的慢作用药，如用之不当，对人体也会造成很大的伤害，甚至死亡。所以要进行正规的治疗。其他的死亡原因主要为纤维性肺泡炎、肺动脉高压、肾功能衰竭以及中枢神经性病变。

13. 干燥综合征为什么易出现漏诊？

患者咨询：我妈妈前一段时间，因为长期口干燥，眼干涩，一直没注意。后来因为总是胃胀，吃不下饭，做胃镜检查出有萎缩性胃炎。最后将所有的症状结合在一起，在风湿科会诊后诊断为干燥综合征。我们家里人感觉很后悔，觉得自己没有尽到责任，耽误了诊断和治疗。请问专家：我们如何才能做到早发现呢？

专家回复：的确，本病做到早期诊断不容易。虽然干燥综合征于20世纪50年代就被医学界所认识，但是由于此病的主要临床表现是口干与眼干，因此较易被患者所忽视，有时也会使医务人员失去警惕。因此误诊、漏诊的病例屡见不鲜。有的患者存在口干与眼干的症状多年，并不认为是一种疾病，因而不去就医，延误诊断多年，直到发生了干燥综合征的其他症状才开始去就诊。所以早期发现在于两个方面，一个是社会人群对这个病的认知程度较高，另一个就在于由专业的医生及时进行诊断。

14. 干燥综合征为什么会出现腮腺肿大？

患者咨询：我姐姐的小孩，12岁了。前一段时间因为腮腺肿大，我们以为是患了腮腺炎，到医院看病。医生问孩子有没有经常眼干，我们说是有这样的事情，孩子经常说眼干，老是要点眼药水后才觉得眼睛舒服一些，后来经过检查诊断为干燥综合征。请问专家：干燥综合征患者为什么会出现腮腺肿大？

专家回复：干燥综合征主要累及外分泌腺，唾液腺是最主要累及的器官，成人主要表现为口干燥症，而儿童以唾液腺肿大为主。从病理上看，受累腺体间淋巴细胞进行性浸润，腺体上皮细胞首先增生，随后萎缩并由增生的纤维组织取代。由于腺体的上皮细胞进行性增生，因而导致了腺体的肿大。由于唾液腺包括腮腺、舌下腺、下颌下腺，因此我们在外观上会看到腮腺肿大。

40%的干燥综合征患者出现唾液腺肿大，以腮腺肿大为多见，下颌下腺亦可见，舌下腺少见。唾液腺肿大主要见于原发性干燥综合征患者，继发性干燥综合征很少见。临床上，腺体肿大见于以下三类：①腺体急性肿大，食物可诱发肿胀，持续数天后可痊愈，部分患者反复发作。小部分患者遗有腺体永久性肿大。②腺体慢性肿大，可有间断性加重。③患者无主观感觉，但客观检查有阳性发现。

15. 干燥综合征为什么会出现"猖獗齿"？

患者咨询：我妈妈因为口干燥，关节痛，并出现了牙脱落，以为是"老掉牙"了，在牙科换了不少牙。后来牙科医生让我妈去风湿科就诊，当我妈妈说完症状后，医生先让我妈妈张开嘴，检查了一下我妈妈的牙，然后说这是"猖獗齿"，要考虑干燥综合征，并且让我妈妈住院做进一步的检查。请问专家：干燥综合征为什么会出现"猖獗齿"？

专家回复：干燥综合征主要导致外分泌腺受损。作为外分泌腺之一的唾液腺易受到淋巴细胞的进行性浸润，导致腺体首先出现肿大，然后萎缩，这样唾液腺的功能受到损害，不能分泌唾液，唾液减少，冲洗作用下降。约 50% 的干燥综合征患者可出现多个严重龋齿，牙齿呈小片状或粉末状脱落，被称为"猖獗齿"。这是干燥综合征患者的典型表现之一。所以风湿科医生在看病时一般会看就诊患者的牙齿，以检查唾液腺是否受到了损害，为诊断干燥综合征作出初步的诊断。

16. 干燥综合征为什么会眼干?

患者咨询：我妈妈总是说她的眼睛很干，看东西看不清，有时觉得没有眼泪，伤心时，也会出现"欲哭无泪"这种现象。我们到眼科看病，眼科的医生在做了检查后，怀疑是干燥综合征，说是风湿病科的疾病，让我们到风湿科就诊。我们当时不理解，为什么眼睛的问题让我们到风湿病科看。请问专家：干燥综合征为什么会眼干?

专家回复：干燥综合征患者眼干燥以及疼痛主要与患者的泪腺萎缩及自身抗体产生有关，患者眼部症状的产生是因眼睑与眼球摩擦增加所致。在正常情况下，眼部有三层膜发挥保持眼球表面湿润的作用，这三层膜是：①位于最外层的脂质层。②居于中间的浆液层。③位于最内层的黏液层。所以干燥综合征患者出现眼球干燥症状有三种不同的原因：一是由于干燥综合征患者的雄性激素减少，后者使睑板腺分泌脂质的功能出现障碍，以致眼球表面不能形成薄层脂质膜，使眼泪水分容易蒸发，从而削弱了对眼球的保护作用，这种类型称为脂质干眼症；二是因为泪腺受损，眼泪分泌减少，不能保持正常的湿润而引起眼球干燥，这种类型称为浆膜层干眼症或水性干眼症；三是因为角膜上皮细胞受损导致黏液分泌减少而引起眼球干燥，此为黏液性干眼症。当眼泪分泌减少，眼睑和眼球之间缺少充分的润滑时，眼睑"黏附"于眼球表面，可将结膜和角膜表面层的上皮细胞拖走。正是由于上皮细胞的损失，造成临床观察到的干燥性角结膜炎和角膜挫伤。上皮表面的受损使得炎症反应发生，如释放细胞因子、炎症细胞浸润。由于缺乏泪液，其内的营养和抗炎物质不足以修复损失的上皮，故损伤过程持续存在。临床上就会表现出眼干涩、痒痛、畏光、烧灼感、异物感，或眼前幕状遮蔽感、眼疲乏，或视力下降、泪少，甚至于在伤心时或眼部受到刺激时流不出眼泪。与唾液腺不同，泪腺的病变易并发细菌、真菌和病毒感染，可合并结膜炎、虹膜炎，少数患者可有泪腺肿大。

17. 干燥综合征引发的皮肤损害是怎样的?

患者咨询：我姐姐很多年前开始经常觉得口干，同时全身皮肤干燥没光泽，最近还时常觉得皮肤瘙痒，有时出现一片片凸起来的红疹，腿上也有红色的斑。到医院就诊后说是风湿病科的疾病，认为是干燥综合征引发的皮肤损害。请问专家：干燥综合征引发的皮肤损害是怎样的?

专家回复: 皮肤有汗腺及血管的存在,而干燥综合征恰恰影响外分泌腺及血管,所以皮肤也会受到损害。汗腺损害表现的症状是表皮干燥,没光泽,甚至瘙痒。而皮肤血管炎的损害最常见的是皮肤紫癜,1/3 以上干燥综合征患者身上存在紫癜,发生的原因常为高球蛋白血症。发作数日至数月不等,紫癜出现前可有局部触痛、刺痛、瘙痒等前驱症状,紫癜大小不一,一般直径在 0.1~0.4cm,散在分布或融合成片。紫癜主要分布在下肢,严重者也可出现在臀部,或者是上肢、腹部。消退后可有色素沉着。除紫癜外少数患者也可反复发作荨麻疹样皮疹,皮疹呈多形性,还可出现结节性红斑和皮肤溃疡。

18. 干燥综合征除了皮肤干燥外,还可以引起其他部位的干燥吗?

患者咨询: 我不久前患了干燥综合征,出现了口干燥、皮肤干燥症状,还同时出现了鼻腔干燥、阴道干燥,这些是不是干燥综合征的表现?请问专家:干燥综合征除了皮肤干燥外,还可以引起其他部位的干燥吗?

专家回复: 除皮肤干燥外,干燥综合征还可引发其他的皮肤黏膜损害。①鼻黏膜腺体受累后引起鼻腔干燥，鼻痂，鼻嗅觉灵敏度下降。②咽鼓管干燥和脱屑可导致分泌性中耳炎、传导性耳聋。③咽部腺体分泌下降则有咽干，声带腺体分泌减少，可出现声音嘶哑。④外阴溃疡，易发生阴道念珠菌病。干燥综合征患者主要见于 40～60 岁的绝经期前后的女性，阴道干燥的主要原因是缺乏雌激素导致腺体分泌下降，或者缺乏性欲刺激，或者二者兼而有之，补充雌激素后可有很大的改善。

19. 干燥综合征会并发呼吸困难吗？

患者咨询：我妈妈在 50 岁后，经常出现口干燥，同时常出现干咳，有时劳累后，常感呼吸困难。到医院看病后医生说，这是干燥综合征所导致的呼吸系统损害。请问专家：干燥综合征并发的呼吸系统损害有哪些？

专家回复：正常的生理结构中，气管、支气管以及肺泡中存在有分泌腺，起湿润作用。当腺体的功能受到损害后，气管干燥使得痰液黏稠，不易咳出，约 17% 的干燥综合征患者可有干咳，可并发气管炎、支气管炎、纤维性肺泡炎、间质性肺炎、肺不张、胸膜炎和胸腔积液。原发性干燥综合征患者以间质性肺炎为主（＞30%），临床常无明显症状，常见于合并有其他腺体外症状的患者；继发于类风湿关节炎的干燥综合征患者则以阻塞性肺病为主。60%~70% 的干燥综合征患者出现肺功能异常，主要是限制性通气功能障碍和气体弥散功能下降。因而对于你妈妈在劳累后常感呼吸困难的情况，则要注意是不是干燥综合征所致的肺间质性改变，建议到医院做进一步的检查。

20. 干燥综合征会引发胃痛吗?

患者咨询：我婆婆经常出现口干燥，同时她有胃痛的毛病，吃一点饭就觉得胃胀、胃痛，食量很小。去医院检查，确诊为干燥综合征，做了胃镜后说是萎缩性胃炎。请问专家：干燥综合征还会引发萎缩性胃炎吗?

专家回复：是的，干燥综合征由于腺体的萎缩和淋巴结的浸润，加之血管炎病变基础，常易并发萎缩性胃炎，出现食后腹胀，胃部胀满，食量减少，不思饮食。长期的消化不良，可导致患者体质下降。因此当上述症状发生时，要高度警惕萎缩性胃炎的发生。宜早做胃镜检查以明确是否有萎缩性胃炎。同时还要注意的是，运用治疗干燥综合征的药物时，许多药物都对胃肠道有伤害作用，如免疫抑制药中的甲氨蝶呤等，要引起高度的注意。

21. 干燥综合征能引发肝脏损害吗?

患者咨询: 我妹妹在体检时,经过 B 超检查,发现肝脏变大,同时肝功能受到损害,碱性磷酸酶增高。当时为了明确诊断,做了很多检查。最后,在医院的风湿科确诊为干燥综合征。请问专家:干燥综合征也能引发肝脏损害吗?

专家回复: 统计学调查显示,干燥综合征患者发生肝脏损害的约占 25% ~ 28%,临床主要表现为肝肿大、转氨酶升高、碱性磷酸酶增高。由于肝脏有强大的代偿能力,所以单纯的肝功能异常,常无明显的临床表现,如患者不进行检查,常不知道自己已发生了肝功能异常。加之干燥综合征疾病本身是一个慢性的临床发病过程,如口干燥症状不明显,不到医院进行检查,患者常常不知道自己已患有干燥综合征。因此当肝功能异常时,要注意是否患有干燥综合征。

22. 干燥综合征为什么会引起吞咽困难?

患者咨询: 我妈妈常说自己口干燥,并且还有吃饭时吞不下,需要用水送服才能下咽。到医院检查时,医生说这可能是干燥综合征所引发的吞咽困难,让我妈妈进一步检查是否患了干燥综合征。请问专家:干燥综合征为什么会引起吞咽困难?

专家回复：干燥综合征是一种主要累及外分泌腺的病变，唾液腺最易受到损害。由于唾液减少可引起咽部和食管干燥，这样在吞咽时，会因缺少唾液的润滑作用导致食物不易下咽，产生吞咽困难。少数患者还会出现食管环状软骨受损而导致食管狭窄，部位以食管上 1/3 为主，食管肌肉功能异常而致吞咽困难更为明显，此时虽然大量喝水也无助于吞咽。

23. 为什么干燥综合征能引发胰腺损害？

患者咨询：我的姑姑是干燥综合征患者，前一段时间因为腹痛，时有腹泻，而到医院就诊，在风湿科病住院后，医生告诉我们说是干燥综合征引发的胰腺损害，导致了腹痛和腹泻。请问专家：为什么干燥综合征能引发胰腺损害？

专家回复：胰腺分为外分泌腺和内分泌腺两部分。外分泌腺由腺泡和腺管组成，腺泡分泌胰液，腺管是胰液排出的通道。胰液中含有碳酸氢钠、胰蛋白酶、脂肪酶、淀粉酶等，胰液通过胰腺管排入十二指肠，有消化蛋白质、脂肪和糖的作用。当患有干燥综合征时，可以引起胰腺的外分泌功能受损，一般表现为慢性胰腺炎，炎症引发腹痛和消化功能有下降。研究发现干燥综合征患者的胰腺外分泌腺功能异常并不少见，据报道，近 1/2 ~ 3/4 的患者在进行胰腺功能检查时发现异常。这些消化酶的减少可以引发消化道的症状,如脂肪酶分泌下降导致脂肪泻等。脂肪泻可以出现以下症状:①粪便量及次数增多,臭味重,灰白色,含脂肪。②腹部胀满,由于肠内储存不消化食物,同时肠肌软弱,使肠腔内积气所致。③身材瘦小、营养不良。④因肠道广泛吸收不良,常继发多种维生素缺乏、营养不良性水肿及贫血。

24. 干燥综合征引发肾小管酸中毒的临床表现是什么?

患者咨询: 我的姐姐因为前一段时间尿量特别多,四肢肌肉无力,继而丧失自主活动能力,全身躯体肌肉也受到了影响,呼吸困难,到医院进行了抢救。当时她不能抬头、卧床不能翻身,有时呼吸困难。家人吓坏了,将其送到医院检查,结果是因血钾低造成的。在风湿病科最后确诊为原发性干燥综合征并发低钾血症,医生说是因为肾脏的病变导致肾小管酸中毒所致。请问专家:干燥综合征引发的肾小管酸中毒的临床表现是什么?

专家回复: 大约1/3的干燥综合征患者可以发生肾脏损害。干燥综合征既可以损害肾脏本身,也可以损害肾小管,但以肾小管的损害为多见。肾小管损害又以远端肾小管损害为主,占90%以上。远端肾小管受损主要表现为高氯性代谢性酸中毒和电解质紊乱。其临床表现包括低钾血症、尿崩症、高尿钙、肾结石和肾脏钙化及骨病等。

慢性高氯性代谢性酸中毒：由于肾小管不能酸化尿液，可滴定酸排出减少，尿 pH 值通常 > 5.5，即使是严重的酸中毒或外源性酸负荷时也是如此，临床上在酸中毒早期代偿阶段可无症状，晚期则有典型表现如纳差、呕吐、深大呼吸及神志改变。

电解质紊乱：低钾血症是许多干燥综合征患者首诊的原因，患者临床主要表现为乏力、肢体麻木和发作性软瘫、周期性麻痹等。

高尿钙、肾结石与肾钙化：酸中毒时骨骼中的钙磷释放增加、尿钙的排出增加，所以会出现高钙尿症。大量的钙自尿中排放，尿枸橼酸减少与尿偏碱，又极易使钙盐沉着导致肾脏钙化和形成肾结石。

肾功能：早期即有尿浓缩功能障碍，加上溶质利尿与失钾肾病，故有的患者可以多尿、烦渴、多饮为早期症状，常被误诊为尿崩症。但近年来也有报道指出两者可以同时存在晚期肾功能受损而出现尿毒症。

少数患者无全身酸中毒的表现，而只显示肾小管不能产生酸化的尿液，称为不全型。其特征是血 pH 值及碳酸氢根浓度正常。尿 pH 值增高，可滴定酸减少，但尿铵根排量增高。患者常以肾结石、双肾硬化或低钾血症就诊，需要做氯化铵负荷试验来帮助诊断。但是不完全型可以进展为完全型。

佝偻病、骨软化症及其他骨骼病变，后面将一一讲述。

25. 干燥综合征能引起骨骼软化症吗?

患者咨询：我妈妈经常说她身体疼痛，先后出现了胸痛、腰痛、腿痛及臀部疼痛等，痛的部位很多。当时我们非常害怕，不知道还会引发何处的疼痛。最后通过医生的会诊，并结合大量的检查结果，风湿病科专家说她是患了原发性干燥综合征合并肾小管酸中毒所引发的骨软化症。由于肾脏的肾小管受到损害造成肾小管酸中毒，继而出现了骨骼软化。请问专家：干燥综合征引发的骨骼软化症都会有什么样的临床表现？

专家回复：骨软化症/佝偻病是干燥综合征合并肾小管酸中毒最常见的骨骼病变。成年人骨软化症的表现早期不明显，开始表现为腰痛、腿痛，症状时好时坏。随着病情的进展，疼痛逐渐加重，主要表现为一些负重部位骨骼的疼痛，如胸椎的下段，腰椎的下段、骨盆和下肢部位疼痛。疼痛在数月或数年中逐渐加重，许多的疼痛部位也逐渐扩大，发展为全身性疼痛，如胸肋部甚至上肢等。由于骨骼疼痛严重影响日常生活进而活动受限，严重者长期卧床，翻身困难，生活不能自理。多数疼痛严重的患者卧床时采取侧卧位或半坐位，需要他人协助或手扶床栏缓慢移动翻身。严重的患者会表现为多处的骨骼畸形，包括胸椎后凸形成驼背，腰椎前凸和脊椎侧弯，患者的身高缩短，双侧肋缘与髂嵴靠近。骨盆畸形包括骶岬下倾前凸，两髋内陷，耻骨前突呈鸟嘴状。耻骨弓呈锐角，使骨盆呈三角畸形，造成女性患者分娩困难，严重者性交困难。由于患者长期卧床会导致下肢肌肉萎缩。肋骨软化使胸廓双侧内陷，胸骨前凸造成胸廓畸形，胸腔变小加之疼痛使患者呼吸受限，出现呼吸困难。

26. 干燥综合征能引起骨质疏松症吗？

患者咨询：我婆婆前一段时间总是说手腕部疼痛，我们看到她手腕部都有一点点肿，而且活动不灵活，就到医院做了检查，最后风湿病科的医生下了诊断报告，诊断为干燥综合征并发的骨质疏松。请问专家：干燥综合征引起的骨质疏松都有什么样的表现？

专家回复：干燥综合征合并骨质疏松症导致的骨丢失，是在无声无息中发生的。患者出现骨痛往往是并发了某处的骨折或微骨折。一旦伴发骨质疏松性骨折，则会表现为相应部位骨折的临床表现。如发生科利斯骨折，表现为腕部疼痛、畸形和活动受限。骨质疏松性椎体骨折的表现有时不易被注意到从而造成漏诊。急性椎体骨折常表现为脊柱部位疼痛、压痛和活动受限，这种疼痛一般会在 6 周左右逐渐缓解。有的椎体骨折患者可能并没有意识到，只表现为身高变矮，脊柱畸形以及背部的慢性弥漫性疼痛。对已经诊断为原发性或继发性干燥综合征并长期使用皮质激素治疗的患者需要高度警惕骨质疏松，并尽早进行防治。

27. 干燥综合征能引发肾性骨营养不良吗?

患者咨询： 我的同事今年 50 多岁了，前几年不断出现了骨痛、肌肉无力，后来我们发现，他又慢慢出现了骨骼畸形，人变得越来越矮小。大家挺担心他的，不知道他得了什么病。后来听他讲，他是患了干燥综合征引发的肾性骨营养不良症。请问专家：干燥综合征引发的肾性骨营养不良都有什么表现?

专家回复： 干燥综合征出现的肾功能不全所致的肾性骨病的主要临床表现包括骨痛、肌肉无力、骨骼畸形和骨钙化等。骨痛为肾小管酸中毒伴严重骨病患者的常见症状，以负重部位明显。长期透析患者有腕管综合征和慢性关节疼痛。肌肉无力主要表现为近端肢体肌肉无力，缓慢出现由蹲位站起无力、梳头困难等症状。严重肾性骨病所致的骨骼畸形主要在中轴骨，有腰椎侧凸、脊柱后凸（驼背）和胸部畸形。由于血磷水平升高导致骨外钙化，主要以关节周围的钙化最常见。

28. 干燥综合征能引起甲状腺功能减退症吗？

患者咨询：我姐姐在体检时发现甲状腺功能异常，医生让我姐姐反复地检查，最后诊断是干燥综合征所继发的甲状腺功能减退。我们家人十分不解，请问专家：干燥综合征能引起甲状腺功能减退吗？

专家回复：甲状腺功能减退症是指甲状腺激素分泌不足所引起的综合病症。根据发病年龄的不同，可出现呆小病和黏液性水肿两种类型。呆小病：患者生长发育停滞，身材矮小，大脑发育不全，智力低下和反应迟钝，外貌改变（头大小与年龄不符、舌大、眼睑肿胀、口唇肥厚等），皮肤干燥且增厚，体温及基础代谢率低于正常等。黏液性水肿：发生在幼年或成年时期的甲状腺功能减退症为黏液性水肿。表现为皮肤及内脏组织细胞间质中有大量黏蛋白沉积，由于黏蛋白的亲水性很强，可吸收大量水分而形成水肿。这种水肿用手指按压时没有指压痕，外观多呈苍白、蜡样，因此与其他疾病所致的指凹性水肿不同。患者还多伴有内脏器官功能障碍（如呼吸困难、消化功能紊乱或心脏扩大等）、神经系统兴奋性低或代谢率减低等表现（如工作能力低下、反应迟钝、记忆力差、嗜睡、心率慢、体温低等），甲状腺功能减退症患者的基础代谢率（BMR）可降低 20% ~ 40%。甲状腺功能减退可见于 10% ~ 15% 的干燥综合征患者，偶见于桥本甲状腺炎。这个比例应当引起我们高度的重视，约 20% 患者的抗甲状腺蛋白和甲状腺微粒体抗原水平增高，说明亚临床的甲状腺功能受损较为普遍。从这个角度看，说明对甲状腺的损害还不严重，所以一般来说治疗起来比较容易，主要是对症治疗，治疗效果较好，不要太担心。

29. 干燥综合征会引发心包积液吗?

患者咨询： 我姐姐在单位组织去体检时，发现有心包积液，医生当时让她做进一步的检查，因为测定抗核抗体阳性，曾一度怀疑为红斑狼疮。当时她很害怕，后来经过进一步的检查，确诊为干燥综合征。请问专家：这是干燥综合征引起的心包积液吗?

专家回复： 干燥综合征有时会引发心包积液，这是需要注意的事情。因为现在人们对身体的健康更加重视了，所以一般的体检都会做心脏彩超。而如果有心包积液，心脏彩超检查有助于发现。导致心包积液的原因不少，如感染、心源性以及风湿免疫性原因。干燥综合征和系统性红斑狼疮都有可能发生心包积液，同时由于干燥综合征会出现抗核抗体阳性，加之为女性，还有一些症状是两种疾病共有的，如发热、血中白细胞下降，这样就需与系统性红斑狼疮进行鉴别。所以，给你姐姐做体检的医生做的是正确的，也是负责任的。

30. 为什么要警惕干燥综合征引发的淋巴瘤?

患者咨询:我姐姐因为关节痛，口干，眼干，经医院的风湿病科确诊为干燥综合征。医生发现有淋巴结肿大，通过 CT 进一步检查，发现胸部也有淋巴结肿大。同时检查发现有血小板减少，最后确诊为淋巴瘤，并告诉我们家人其病情恶化。请问专家:干燥综合征能引发淋巴瘤吗?

专家回复:淋巴瘤是干燥综合征较多见的并发症，因多为外分泌腺器官的淋巴细胞病，所以归入外分泌病变表现。5% ~ 10% 的患者有淋巴结肿大，至少 50% 的患者在病程中内脏出现大量的淋巴细胞浸润。无论患者此前是否患有假性淋巴瘤，都可能在干燥综合征出现 5 年内形成淋巴瘤。国外的研究表明，国外报道的淋巴瘤发病率高于我国，这可能同基因不同有关，我国相对而言比国外发生淋巴瘤的概率低一些。最初多发生于唾液腺或颈部淋巴结，随后可在淋巴结以外的区域如胃肠道、甲状腺、肺、肾、眼眶等处出现。

31. 干燥综合征引发的神经系统损害有哪些临床表现?

患者咨询: 我婆婆患有干燥综合征, 除有口干燥外, 最近出现了下肢麻痹、疼痛。为此我们常到医院就诊, 后来在风湿病科看后, 才知道是由干燥综合征引起的。经问医生, 说是由于干燥综合征引发的神经系统损害。请问专家: 干燥综合征引发的神经系统损害还有其他的症状吗?

专家回复: 干燥综合征可以导致血管炎的病变, 而血管炎可以导致神经系统病变, 尽管比例不高, 但有时也会出现, 要引起高度的注意。一般说来, 10% 的干燥综合征患者有神经系统受损, 中枢神经可同时或分别出现病变, 后者更为多见, 但大多症状轻微, 严重后果少见。周围神经病变主要累及感觉神经纤维, 表现为对称性周围神经系统疾病和多发性单神经炎, 前者较为多见, 常有下肢麻痹、疼痛。肌电图显示周围神经系统传导速度减慢。对称性周围神经系统疾病常与高球蛋白血症相关, 中枢神经的各个水平都可出现病变, 并且可同时累及多个部位, 因此临床表现多样, 如单发或多发脑神经炎、偏瘫、偏盲、癫痫以及精神意识障碍等, 但均少见。

32. 关节痛也是干燥综合征的一种临床表现吗?

患者咨询: 我妈妈因为常常出现关节痛,加之口干,所以到医院就诊。在就诊时当我妈妈说她常常出现关节痛时,医生就问他是不是会常出现口干燥和眼干涩,当我妈妈回答说是这样时,他们就说,可能是干燥综合征,要求我妈妈做进一步的检查,以便确诊。请问专家:关节痛也是干燥综合征的一种临床表现吗?

专家回复: 干燥综合征出现腺体外的常见损害是血管炎,血管炎发生率最高的就是关节肌肉病变。据统计,70%的干燥综合征患者中有关节痛,但有关节炎者仅有10%,破坏性关节炎更少见。干燥综合征患者可出现肌无力,有肌炎者小于10%,某些原发性干燥综合征患者可能出现纤维性肌痛。多关节痛和短暂的关节炎并不排除患有干燥综合征的可能,需要注意的一个临床现象是,若干燥症状早于关节病变,则病程预后都较好。

33. 干燥综合征会导致雷诺现象吗?

患者咨询: 我婆婆前一段时间出现怕冷,遇冷就会出现手的颜色苍白、青紫和潮红,同时伴有疼痛和感觉异常，并因温暖而恢复正常，后来我们发现她在情绪激动时也会这样，到风湿病科就诊后说是干燥综合征所导致的。请问专家：干燥综合征会导致雷诺现象吗？

专家回复：是的，许多常见的风湿病都可以出现雷诺现象。其典型表现就如同你所说的那样，在遇到寒冷时或精神刺激后出现一种血管的变化，即出现你婆婆那样的症状。雷诺现象一般多出现在系统性红斑狼疮、类风湿关节炎、硬皮病、混合性结缔组织病、皮肌炎、结节性多动脉炎、过敏性血管炎等病中，但干燥综合征也常出现这个表现。据统计，13% 的干燥综合征患者可有此症状。所以当你婆婆出现这个症状时要注意同其他的风湿病进行鉴别，如果能排除其他的风湿性疾病，在相关检查证实后，这个诊断就能成立。

34. 干燥综合征出现发热的概率高不高?

患者咨询：前一段时间我的婆婆总是发热，开始我们以为是感冒，后来一直持续了一个多月，总是发热不退，体温在 37.8～39℃之间，这让我们全家非常着急。后来到医院住院，反复检查后发现是患了原发性干燥综合征，最后经过医生治疗才退了热。请问专家：原发性干燥综合征出现发热的概率高不高?

专家回复：一般在临床上发热超过 2 周被称为长期发热，此时的发热需要引起高度的重视，导致长期发热的原因很多，大致可分为三类：一是感染性疾病，包括病毒、细菌、原虫、立克次体等多种病原体引起的感染，几乎所有的感染性疾病都会引起发热，比如感冒、艾滋病、疟疾、流脑、结核等。二是肿瘤、血液病引起的发热，尤其是晚期肿瘤会出现发热症状。三是自身免疫性疾病，比如红斑狼疮、肌炎、干燥综合征等也会引起发热。出现长期发热，一定要参考上述原因，做进一步检查，因为这往往不是一般的感染因素所致。一般的病毒感染常不超过 1 周时间，如果超过 2 周的时间要考虑多种因素，在排除了感染、肿瘤等因素后，要想到风湿病常会出现此种现象。具体说 40%～50% 的干燥综合征患者会出现发热，从这个角度看，发热在干燥综合征是一个比较常见的现象，值得我们高度注意。

35. 干燥综合征出现疲劳和血细胞下降的概率高吗？

患者咨询：我姐姐在前一段时间出现了疲劳、乏力，后来到医院检查时发现血液中白细胞下降，而且还有贫血现象，进一步检查发现是患了干燥综合征疾病。同时因为检查时出现了抗核抗体阳性，曾一度怀疑是患了系统性红斑狼疮。请问专家：干燥综合征出现疲劳和血细胞下降的概率高吗？

专家回复： 乏力、疲劳发生原因有多种。一是生理性的。一般生理性的原因有以下几种：精神因素、药物因素、缺少运动、体内毒素积聚、肥胖、内分泌失调、睡眠不足、酸性体质和缺锌等。二是疾病所导致的。导致疲劳及贫血的疾病有许多种，一般来说，长期贫血均可导致疲劳。而对于干燥综合征而言，合并贫血多为轻度正细胞正色素性贫血，其患病率约为20%；30%的患者出现白细胞低于正常值，25%的患者出现嗜酸性粒细胞或淋巴细胞增多；14%患者的血小板低于 7.0×10^9/L，两种血细胞同时低下者较少见。而长期的疲劳、乏力是很多干燥综合征患者的表现。也就是当干燥综合征患者在就诊时，他们会将长期的疲劳、乏力当作就诊时最重要的症状告诉医生，而容易将其他的症状忽视。

第二章

了解病因

　　干燥综合征的发病机制，目前尚不清楚。一般认为是多种病因相互作用的结果。与遗传、感染、内分泌紊乱、性激素及神经精神状态等因素密切相关。感染、环境变化、精神因素、过度劳累等常为本病的诱发因素。但多数患者发病前尚无明显的诱因可查。

　　干燥综合征属自身免疫性疾病，其发病机制涉及免疫反应，而这些免疫反应形成过程极为复杂，涉及各种免疫细胞、细胞因子、抗体、抗原及免疫复合物等。这些名词术语要想弄清，没有扎实的医学知识实属不易。我们将竭力介绍，但相信还会有一些医学术语难以明白。如想更进一步了解，可以参考相关的医学书籍。

1. 干燥综合征的病因是什么？

　　患者咨询：我今年50岁了，以前身体一直很好，最近一年，不知什么原因经常出现低热、疲劳、乏力、口干燥、眼干、关节痛。因为不断出现关节痛，严重影响了我的工作和生活，所以到风湿病科就诊。经过医生的反复检查后，最后确诊为原发性干燥综合征。这对我的心理影响很大，以前工作一直压力很大，现在总算快要退休了，想着可以好好地休息了，没想到会出现这样的疾病。听医生讲这是一个自身免疫性疾病，需要长期的治疗。我也听一些患者讲，只要是自身免疫性疾病一般都很难治疗，需要长期吃药，我和家里人都很担心，请问专家：干燥综合征的发病病因是什么？

专家回复：干燥综合征的病因至今还不清楚，大部分的学者都认为这是一个多种病因相互作用的结果，例如感染因素、遗传背景、内分泌因素、环境因素都可能参与本病的发生和延续。某些病毒如人类疱疹病毒、丙型肝炎病毒、人类免疫缺陷病毒（HIV）感染等，可能是非直接性病因。病毒通过分子模拟交叉反应或感染过程中使易感人群或其组织隐蔽抗原暴露成为自身抗原，诱发自身免疫反应甚至引起自身免疫性疾病。流行病学调查证明患者家族中本病的发病率高于正常人群的发病率。但在基因检测调查中尚未发现公认的人类白细胞抗原（HLA）易感基因。

2. 干燥综合征的发病机制是什么?

患者咨询: 我妈妈退休在家,前一段时间,她总说有些口干燥,有时关节有些痛,我们想带她去医院去看一下,她一直说没事,怕影响我们的工作不去医院。这一段时间,她开始出现发热,体温总是很高,我们吓坏了,将她带到医院,最后在风湿病科诊断为干燥综合征。我们不明白她为什么会得这样的病。请问专家:干燥综合征的发病机制是什么?

专家回复: 的确,随着科学的不断发展,人们的知识也在不断地增加,很多人已明白自身免疫性疾病是一种与免疫相关的疾病,不易控制。干燥综合征也属于自身免疫性疾病。他的发病机制同自身免疫性疾病发病机制有共同的特性。这样我们需要了解自身免疫性疾病发病机制的一些概况,以助于理解疾病的发生及治疗。

尽管迄今为止对于干燥综合征的具体的发病原理,还不是很清楚,但经过科学家不断的努力,人们对于干燥综合征的发病机制已然有了大概了解。动物模型提供了关于本病的免疫发病机制的几点重要认识:①干燥综合征有较强的免疫遗传因素。②本病以外分泌腺淋巴细胞炎症浸润为特征,炎症浸润主要是由 T 细胞驱动。③病毒感染能促发自身免疫性唾液腺炎。④产生相对特异性的自身抗体。⑤调节凋亡的基因影响了慢性淋巴细胞浸润。近年来关于干燥综合征病因的研究进展主要包括以下几方面：病毒刺激、性激素比例失调、水通道蛋白 5（aquaporin-5，AQP-5）的位置改变及 Ca^{2+} 引起细胞分泌功能改变、B 细胞扩增并产生自身抗体、Th1 细胞活化并产生多种细胞因子促进细胞免疫和天然免疫、黏附分子及细胞因子的表达促进炎症发展、Ⅰ 型 IFN 信号通路的表达引起自身免疫反应的恶性循环等。

3. 工作紧张会得干燥综合征吗?

患者咨询： 我姐姐在一家银行工作，工作压力非常大，常常很晚才下班回家，回到家中也还是在想工作上的事情。我们常劝她不要太累了，这样下去会累病的，她总是说没事。前一段时间，她开始出现口干燥、关节痛，还有发热。最后医院经过多种检查，终于在风湿病科确诊为原发性干燥综合征。请问专家：工作紧张会得干燥综合征吗？

专家回复： 研究发现，许多疾病的发生，同工作紧张、精神压力大有一定的关系。干燥综合征也同其他的疾病一样，同精神因素和工作紧张有一定的关系。很多工作压力大、长期精神紧张的人，易患干燥综合征。因为长期的工作压力大，会导致内分泌失调，各种激素或代谢产物通过各种蛋白、受体或介导蛋白对干燥综合征的发生发展产生影响。同时中医认为，思虑过度伤脾。脾主运化水湿，脾不健运，则水湿运化不利。脾气散精，不能输布五脏六腑精气，精气不能上达，则五脏六腑精气亏损，患者或出现口干，或眼干燥，或皮肤干燥等，变生诸症。所以你姐姐的病，是由于有此遗传因素在前，加之工作紧张综合诱发了干燥综合征。

4. 干燥综合征患者的外周血可以出现什么样的免疫学改变？

患者咨询：我的姐姐患了干燥综合征，医生说这是一种风湿性免疫性疾病，涉及许多的免疫学变化，需要定期抽血进行化验。请问专家：干燥综合征的外周血可以出现什么样的免疫学改变？能简要地同我们说一下吗？

专家回复：好的。你姐姐确实需要定期抽取外周血检查，以便了解你姐姐外周血中发生了哪些免疫学变化。干燥综合征的外周血检测可以出现以下的表现：①我们知道白细胞是人体免疫的警察，而淋巴细胞及单核细胞是白细胞的重要成分。淋巴细胞由 T 淋巴细胞和 B 淋巴细胞组成。在干燥综合征的外周血中可出现相对的 T 淋巴细胞减少症。②与 T 细胞相反，干燥综合征患者的 B 细胞数量增多，大多数的干燥综合征患者的 B 细胞表达 CD$_5$ 水平上升，考虑到在 B 细胞恶性肿瘤中表达 CD$_5$ 的 B 细胞作用（如慢性淋巴细胞性白血病），这是一个有用的发现。③除了抗 SSA 抗体、抗 SSB 抗体分别见于 75% 的干燥综合征患者和 40% 干燥综合征患者，约有 2/3 的患者存在抗核抗体和类风湿因子。许多干燥综合征患者还会出现显著的高球蛋白血症。事实上，干燥综合征患者免疫球蛋白的水平都高于类风湿关节炎、系统性红斑狼疮以及其他的结缔组织疾病患者，若干研究已经证明 IgA 在该病的免疫发病机制中起着重要作用，特别是由于它关乎炎症腺体的局部合成，干燥综合征患者常会出现 IgA 增高，尤其是 IgA 型类风湿因子。

5. 淋巴细胞浸润主要的表现是什么？

患者咨询： 我姐姐是一个护士，由于工作劳累，现在患了干燥综合征。听风湿病科医生说这是一种免疫系统紊乱的疾病，主要是淋巴细胞浸润，我想了解一下"淋巴细胞浸润"是什么情况。请问专家：淋巴细胞浸润主要的表现是什么？

专家回复： 如果是一个护士，可能会有这些想法，想具体知道疾病的病理病机。干燥综合征的病理特征就是淋巴细胞的浸润。作为干燥综合征主要诊断依据的唾液腺受损，其受到淋巴细胞主要为 T 淋巴细胞的浸润。目前临床上已通过唇腺活检取出腺体标本进行病理检查，已经证实灶性淋巴细胞浸润（至少50个单核细胞聚集为一个病灶）与干燥综合征高度相关。除了腺体有淋巴细胞浸润之外，内脏也可有大量淋巴细胞浸润，比如肾脏、肺脏等。一旦出现异常淋巴细胞浸润则应警惕恶变的可能，因干燥综合征发生淋巴瘤的概率要比正常人高44倍。

6. 细胞因子是什么？在干燥综合征发病中起到什么作用？

　　患者咨询：我的母亲患了干燥综合征，经常出现胃胀，同时检查出现肝脏肿大，肝功能化验出现一些异常。吃了不少药治疗，但效果不太满意。医生告诉我这是免疫系统出了问题，有多种因素，其中还说有细胞因子参与了干燥综合征的发病过程。请问专家：细胞因子是什么？在干燥综合征发病中所起到什么作用？

　　专家回复：所谓细胞因子就是由免疫细胞合成分泌，调节细胞生理功能、参与免疫应答和介导炎症反应等多种生物学效应的物质总称。细胞因子在自身免疫性疾病尤其是结缔组织病中有重要的意义，它的变化影响着疾病变化。干燥综合征本身就是一种自身免疫性疾病，其发病过程中当然少不了免疫细胞的参与，自然少不了细胞因子的作用。根据产生或功能不同，细胞因子又细化分为：白细胞介素（IL）、集落刺激因子（CSF）、干扰素（IFN）、肿瘤坏死因子（TNF）、转化生长因子 -β 家族（TGF-β）、趋化因子家族等。其他细胞因子如表皮生长因子（EGF）、血小板衍生生长因子（PDGF）、成纤维细胞生长因子（FGF）、肝细胞生长因子（HGF）、胰岛素样生长因子（IGF- Ⅰ 与 IGF- Ⅱ）、白血病抑制因子（LIF）、神经生长因子（NGF）、抑瘤素 M（OSM）、血小板衍生的内皮细胞生长因子（PDECGF）、转化生长因子 -α（TGF-α）、血管内皮细胞生长因子（VEGF）等。通过研究发现：在干燥综合征患者唾液腺组织中存在促炎症反应的细胞因子如白介素 -1、α- 抗肿瘤坏死因子（TNF-α）和白介素 -6。这些细胞因子集中在单核细胞浸润部位和上皮细胞。除此之外，细胞因子对于干燥综合征的发病可能存在多种作用，还有待进一步的研究。重要的是，明确了这些细胞因子的作用后，生物制剂面世了。生物制剂主要作用于这些细胞因子的抗体，打断疾病的某个发生环节，使治疗效果大大提高，发生了质的变化。21 世纪以来，在风湿性疾病的治疗方面，生物制剂发挥了极其重要的作用，我们对疾病的治疗迎来了生物制剂的时代。

7. 干燥综合征发病时炎症是如何发生的?

患者咨询: 我的同事患了干燥综合征,听她说,她患的这种疾病是一种风湿免疫性疾病。这个病的发病机制比较难懂,炎症是如何发生的一般人们不懂。请问专家:这个疾病的炎症是如何发生的?

专家回复: 干燥综合征是一种以外分泌腺病变为主的全身性慢性炎症性自身免疫性疾病。其炎症细胞的浸润首先发生在腺体内皮组织。免疫功能紊乱为其发病及病变延续的主要基础。例如,唾液腺组织的管道上皮细胞可能起了抗原递呈细胞的作用,将自身(外来)抗原和主要组织相容性复合体(MHC)分子复合物递呈,经 T 细胞受体识别,促使 T 细胞、B 细胞活化增殖,后者分化为浆细胞,产生大量免疫球蛋白及自身抗体。抗原递呈细胞和活化 T 细胞产生大量致炎细胞因子引起免疫性炎症反应。同时自然杀伤细胞(NK 细胞)功能下降。也有报道指出唾液腺的炎症细胞因子,使未被破坏的唾液腺腺体上皮细胞的受体发生功能改变,不能接受来自局部神经的信息,以致不能分泌唾液。

8. 干燥综合征发生的病原学特征是什么?

患者咨询: 我的母亲患有干燥综合征。我们一家一直不清楚是何原因所导致的。听说这种病还有遗传的倾向，能不能有效地避免这个病在我们身上发生，是我们十分关心的问题。请问专家：是什么原因导致我母亲生病？

专家回复：这个问题问得很好，作为家属关心这个问题，是十分正常的。干燥综合征本身是一种自身免疫性风湿性疾病，干燥综合征的病因可能是一种或者是一种以上的病毒，或者其他的抗原诱发导致免疫反应引起的。其特征是患者血液中自身抗体的出现，其抗原位点多样化，包括核酸、组蛋白、非组蛋白、磷脂及各种蛋白酶等多种物质，例如抗 SSA 抗体所对应的抗原是细胞质中存在的蛋白质，抗 SSB 抗体所对应的抗原是磷酸蛋白质。干燥综合征患者强烈的自身抗体反应和腺体生发中心结构存在也提示免疫应答的紊乱可能与多个自身抗原有关。

9. 干燥综合征是病毒感染导致的吗？会传染吗？

患者咨询：我的家人最近确诊患有干燥综合征，这个病发生后，我们咨询了几个医生，也找了一些资料来了解这是怎么发生的。大家的意见都不太一致，但是好多医生和资料都说可能跟病毒感染有关。请问专家：干燥综合征是病毒感染导致的吗？这个病会传染吗？

专家回复：有些病毒感染可能会导致干燥综合征的发生，如人类疱疹病毒。研究发现人类疱疹病毒可以导致急性单核细胞增多症，单核细胞增多症会引发干燥综合征的发生，潜在的人类疱疹病毒感染部位是唾液腺，这也充分说明了人类疱疹病毒在干燥综合征发病机制中的重要作用。一些研究表明在干燥综合征患者体内针对人类疱疹病毒抗原的抗体增高，而其他人却没有。利用原位杂化作用和 PCR 技术可以在干燥综合征患者的腺体组织、唾液、泪腺中发现人类疱疹病毒 DNA。这些研究表明在某些患者中，持续的腺体内的人类疱疹病毒感染有可能会引起免疫调节异常，从而导致干燥综合征的发生，甚至可能是淋巴瘤的形成。干燥综合征本身是一种自身免疫性的疾病，跟机体免疫系统反应异常有关，疾病本身没有传染性。

10. 抗 SSA 抗体和抗 SSB 抗体与干燥综合征发生的关系是什么？

患者咨询：我的家人因为不断发热、关节痛、口干燥，到医院就诊后，医生问了一些问题，然后给开了一些化验单。我们发现有一项检查是 ENA 抗体检测，因为其中两项检查抗 SSA 抗体和抗 SSB 抗体是阳性结果，医生说可能是干燥综合征，让我们进一步检查。请问专家：这两项检查的阳性结果与干燥综合征发生的关系是什么？

专家回复：抗 SSA 抗体和抗 SSB 抗体代表了干燥综合征中针对核抗原的体液免疫靶点。长期以来抗原被认为具有重要的诊断和病因学意义，尤其是因为抗 SSA 抗体和抗 SSB 的抗体反应具有抗原驱动反应的特征。在干燥综合征的诊断中，抗 SSB 抗体较抗 SSA 抗体更为特异。原发性干燥综合征中，抗 SSA 抗体和抗 SSB 抗体的阳性率分别为 60% 和 40%，在其他风湿性疾病中，这两种抗体也可出现，且常提示继发性干燥综合征的存在。抗 SSA 抗体和抗 SSB 抗体经常相伴出现，也有抗 SSA 抗体单独出现的，但单独出现抗 SSB 抗体的很少。抗 SSA 抗体和抗 SSB 抗体阳性，可造成新生儿红斑狼疮及先天性房室传导阻滞，且常与血管炎、淋巴结肿大、白细胞减少、光过敏、皮损、紫癜等症状相关。

11. 抗毒蕈碱 3（M3）受体抗体在干燥综合征发病中起到什么作用？

患者咨询：我们家人，有两个是干燥综合征患者。于是我查了一些资料了解这个疾病。资料里面提到很多受体、抗体之类的很难懂。还提到抗毒蕈碱 3

受体抗体在干燥综合征发病中起到一定作用。请问专家：抗毒蕈碱3受体抗体在干燥综合征发病中起到什么作用？

专家回复："望梅止渴"这一成语，广为人知，意指看到树上的梅子后人们本来很口渴，这时会出现有口水的现象，口渴会减轻。从生理上解释这一原因，就是图像通过视觉，传到大脑，大脑再传达一种信息，通过副交感神经传导，传到神经末梢时释放一种叫"乙酰胆碱"的东西，与腺体细胞表面的乙酰胆碱能受体（简称"M3受体"）结合，从而促进腺体的分泌。M3受体在我们人体的很多细胞上都有分布，它又可分为几种亚型，M3受体主要与腺体的分泌有关，研究表明它主要存在于腺泡细胞膜上，部分存在于肌上皮细胞上。研究认为唾液腺的分泌可能是胆碱能神经的兴奋激活了腺泡细胞膜上的M3受体，M3受体激活后引起唾液分泌，同时可激活肌上皮细胞，引起肌上皮细胞收缩，协助腺泡细胞排出分泌物。其实，45年前有人报道了针对腺泡导管上皮的抗体，并且认为它是干燥综合征的器官特异性产物。然而，由于方法学问题，当时将研究兴趣集中在不久之后发现的抗SSA抗体和抗SSB抗体，人们并没有发现特异性腺体自身抗原。40年后，有研究发现分布于泪腺、唾液腺及平滑肌的毒蕈碱3受体与干燥综合征的发生有着密切的关系，并进一步证实M3受体是干燥综合征的器官特异性自身抗原。尽管目前正处于研究阶段，而且抗 M3 受体抗体在干燥综合征发病中的精确机制尚不完全清楚，但其可能在干燥综合征的发生、发展中起重要作用。抗 M3 受体抗体在干燥综合征诊断的敏感性高，特异性强，是诊断干燥综合征的较好的指标。同时，抗 M3 受体抗体对干燥综合征的脏器受累有提示作用，研究者应用这个原理，制作了一些针对 M3 受体的药物，应用于临床，以求改善腺体的分泌，收到了不错的效果。

12. 干燥综合征发生肾小管酸中毒的机制是什么？

患者咨询：我的姐姐经常出现骨关节痛、口干、腹胀、食欲差，有时全身无力。到医院看病后，医生说是患了干燥综合征并发肾小管酸中毒，发生了电解质的紊乱，同时还有一些其他骨质疏松症的表现。请问专家：干燥综合征为什么会引发肾小管酸中毒？

专家回复：我们知道肾脏的功能是排泄尿液，同时还有一个重要的功能，就是维持体内电解质平衡稳定。而这个生理功能主要是由肾小管来完成的，尤其是远端肾小管。当患干燥综合征时会损害肾小管，损害以远端肾小管损伤为主，达90%，临床表现多为：①尿液浓缩障碍（肾性尿崩）。因为抗利尿激素主要作用于远端肾小管，所以远端肾小管受损后对这种激素不敏感，原尿中的水分不能被正常回收，导致多尿、烦渴，尿比重固定。②酸化障碍。远端肾小管，尤其是集合管是泌氢离子的主要部位，在 ATP 供能时，可将氢离子从细胞内泵到管腔的尿液中，并伴随钠离子从管腔中重吸收。所以远端肾小管受损后分泌氢离子的功能受损，尿液 pH 值常在 6.0 以上，晨尿可达到 7.4，血 pH 值会降低。远端肾小管分泌氢离子下降会导致尿液中钾离子代偿性升高，并伴有钙离子的排出，从而导致临床出现周期性低血钾性麻痹。长期肾小管酸中毒时骨骼中钙被动员出骨骼，使患者出现代谢性骨病，身高变矮，常有骨质疏松及骨折或骨盆畸形。据报道，30% ~ 40% 的低血钾症都是由于干燥综合征引起的。但由于干燥综合征患者中约 2/3 都是亚临床型的 I 型肾小管酸中毒，只有通过氯化铵负荷试验才能检测出来。北京协和医院在 20 世纪 70 年代前诊断肾小管酸中毒的住院病例共 32 例，均认为系原发性。但通过回顾性病例分析，有 50% 以上的患者是由于干燥综合征肾小管损害病变引起的。

13. 干燥综合征为什么会引起骨骼病变？

患者咨询：我的婆婆，现在 65 岁了，记得我同我爱人结婚时，她的个子很高，后来患了干燥综合征，我们发现她的个子慢慢地变得比以前矮小了很多，同时也常说全身骨骼痛，到医院检查后说是干燥综合征引发的骨骼病变。请问专家：干燥综合征为什么会引起骨骼病变？

专家回复：肾小管酸中毒是导致干燥综合征并发骨软化和骨骼损害的主要原因。现在认为肾小管酸中毒引起的骨软化和佝偻病可能的原因是：①酸中毒时骨骼局部 pH 值下降，骨骼矿化障碍。②酸中毒时骨骼矿盐的溶解增加，骨吸收增强。③远端肾小管酸中毒时尿液钙排出增加。④近端肾小管酸中毒可能是范可尼综合征的一部分，出现骨软化和佝偻病主要与高磷血症有关。⑤维生素 D 缺乏或转化障碍，引起肠钙吸收减少或骨骼的矿化不足。

除引起骨软化症和佝偻病外，干燥综合征还可能并发包括骨质疏松在内的其他肾性骨病，此类病变是由于：①肾功能损害。出现慢性肾功能不全，继发性甲状旁腺素亢进和慢性铝中毒。②合并其他风湿性疾病。如类风湿关节炎和系统性红斑狼疮等，导致局部骨组织溶解侵蚀。③与机体的营养、运动、疾病的病程和治疗有关。患者也会出现全身性骨量减少或骨质疏松。④治疗这些疾病过程中使用的大量糖皮质激素导致激素性骨质疏松。

14. 感冒后会患干燥综合征吗?

患者咨询: 我婆婆平素体质较差,易患感冒,遇到天气变化,或者不小心着凉就易出现感冒症状,如低热、咽痛以及关节痛等。后来她出现了口干燥、眼干等,最后确诊为干燥综合征。请问专家:感冒后会患干燥综合征吗?

专家回复: 感冒一般是由病毒、支原体或细菌所引发的,尽管病毒的种类不同,但有一些病毒,现在被认为是引发干燥综合征的主要原因之一。若存在干燥综合征遗传基因,则很易发生免疫系统紊乱,诱发干燥综合征。一些病毒、支原体或细菌带来的感冒,往往因会引发免疫系统紊乱,导致抗体增加,常加重干燥综合征的病情。因而有效地避免感冒,对干燥综合征患者来说是十分重要的。

15. 肠炎后会患干燥综合征吗?

患者咨询: 我妈妈是一个干燥综合征患者,不但有口干燥、关节痛,还经常腹胀,多吃一点东西胃就难受,还经常腹泻。有一次,因为吃了一些不干净的食物,发生了剧烈的腹泻。经吃药打针腹泻止住了,但她觉得自己的关节痛加重了,眼干症状同时也加重了。请问专家:肠炎和干燥综合征有关系吗?

专家回复：干燥综合征会累及胃肠道和胰腺的功能，严重影响胃肠道及胰腺的正常消化吸收。胃肠道及胰腺的正常生理功能是有效防止细菌、支原体及病毒的入侵。由于不能发挥正常的生理功能，患者往往出现腹泻和肠炎。肠炎也是某种病毒或者细菌等引发的，因而常会诱发干燥综合征。对于本身患有干燥综合征的患者来说，也会加重免疫系统紊乱，延长病程，加重自己的病情。

16. 遭遇负面情绪会得干燥综合征吗？

患者咨询：我妹妹是一位十分敏感的人，特别爱激动。加之平时睡眠不好，遇到一点小事就容易着急上火，而每次发火后，她就感到心慌、胸闷，口干燥。后来她被诊断干燥综合征，我们不知道她的患病与平时情绪不好是不是有关。请问专家：遭遇负面情绪会得干燥综合征吗？

专家回复：西医学认为，人的基因发生突变，同遭遇负面情绪有十分密切的关系。尽管西医学还不能十分清楚地说明它们之间的必然联系，但有一些现象告诉我们，经常爱生气的人易患免疫系统疾病。同时免疫系统疾病患者在遭遇负面情绪时往往会加重病情，这在干燥综合征患者身上也表现得十分明显。我们发现，有些干燥综合征患者在遭遇负面情绪后常出现病情加重，如口干、眼干、关节痛症状加重。因而良好的心态对于治疗干燥综合征疾病是十分重要的。

第三章

诊断辨析

　　干燥综合征缺乏特异性的症状或体征，唇腺活检可以作为它最特异的诊断标准。正因为干燥综合征缺乏特异性的症状或体征，所以目前国际上有多个干燥综合征的诊断标准，尚未得到统一，我们在这里仅介绍其中的一种较常用的诊断标准。干燥综合征一般呈慢性进展过程，从首发症状到最后确诊过程常需要几年甚至更长时间。我们在诊断本病时要考虑到年龄、职业、症状、体征、实验室检查、病理学检测等，综合在一起才能诊断本病，应做到早期诊断和治疗。

1. 干燥综合征一般首发的症状是什么？

　　患者咨询：我的妈妈因为口干燥、关节痛住到医院的风湿病科，经检查确诊为干燥综合征。在这个病房中，我们发现有不少人也被确诊为这个病，同时接受治疗。在住院过程中，我发现她们发病时症状并不是完全一样的，请问专家：一般出现了什么样的症状和在什么情况下要考虑是否患有干燥综合征？

专家回复：本病最常见于中年女性，大多起病隐袭，进展缓慢，以口干燥为主要表现。口干燥症是最常见的首发症状，许多患者早期就出现明确的口干或眼干症状，但也有少数患者早期仅表现疲劳、乏力等非特异症状，容易被漏诊或误诊。内脏的病变程度轻且无特异。病程中可能依次出现浅表外分泌腺肿大，内脏淋巴浸润，乃至淋巴瘤，亦可只有其中一种或两种病变。由于症状并不典型，因此通常从第一个症状的出现到最后确诊干燥综合征需要 8～10 年的时间。

2. 干燥综合征的诊断标准是什么？

患者咨询：我的妈妈今年 48 岁了，患有原发性干燥综合征，听说这个病是慢性疾病，非常顽固，请问医生根据什么症状、体征以及化验检查，才可以确诊此病？

专家回复：根据 2002 年修订的干燥综合征国际诊断（分类）标准，干燥综合征要具备以下条件才可以确诊：①口腔症状。以下三项中有一项或以上：每日感到口干，持续 3 个月以上；成人腮腺反复或持续肿大；吞咽干性食物时需要水帮助。②眼部症状。以下三项中有一项或以上：每日感到不能忍受的眼干，持续 3 个月以上；感到反复有沙子进眼或沙磨感；每日需用人工泪液 3 次或 3 次以上。③眼部特征：下述检查任一项或以上阳性：Schirmer Ⅰ 试验（+）（≤ 5mm/5min）；角膜染色（+）（≥ 4 van Bijsterveld 计分法）。④组织学检查。小唇腺淋巴细胞灶≥ 1。⑤唾液腺受损。下述检查任一项或以上阳性：唾液流率（+）（≤ 1.5ml/15min）；腮腺造影（+）；唾液腺同位素检查（+）。⑥自身抗体：抗 SSA 抗体或抗 SSB 抗体（+）（双扩散法）。

　　原发性干燥综合征：无任何潜在疾病情况下，按下述两条诊断。第一条，符合上述条目中四条以上，但条目④（组织学检查）和条目⑥（自身抗体）需至少有一条阳性。第二条，条目③④⑤⑥四条中任三条阳性。

　　继发性干燥综合征：患者有潜在的疾病（如任一结缔组织病），符合条目①和②中任一条，同时符合条目③④⑤中任两条。

　　诊断原发性干燥综合征或继发性干燥综合征必须除外：额头面部放疗史，丙肝病毒感染，艾滋病，淋巴瘤，结节病，抗乙酰胆碱药的应用（如阿托品、莨菪碱、溴丙胺太林、颠茄药等）。

3. 干燥综合征为什么要做唇腺活检?

患者咨询: 我因为出现了眼干燥症和关节痛去医院看病,后来还住进了风湿病科,说怀疑是干燥综合征。医生在做了不少检查后,还要让我做唇腺活检,说这个检查很重要,让我一定要做。可是我很害怕手术,请问专家:能否不做这项检查?还有这个手术是不是大手术?不做此项检查是不是也能确诊?

专家回复: 这是一项病理学检查,病理学检查就是将怀疑有病变的组织放在光学显微镜下观察它的形态学改变。病理学检查是诊断疾病的金标准。因而,这项手术检查是必需的,如果不做这项检查,医生在确诊依据上,就没有权威性。此项检查敏感而且特异。由于小的唾液腺如唇、硬腭、鼻黏膜等处的腺体与腮腺、颌下腺相似,因此前者的活检能反映后者的情况。取表面正常,至少包含 4 个腺体小叶的唇黏膜活检,有干燥综合征患者可见成簇的淋巴细胞、浆细胞浸润。记录腺泡组织内淋巴细胞聚集程度:淋巴细胞数在 50 以上为一个病灶,若在 $4mm^2$ 内见到一个以上的病灶即为阳性。此外,尚可见到腺体萎缩和导管狭窄等。而其他检查,如泪腺的检查等,只能间接证明。只有病理诊断才是最重要的。其次,这个手术是一个很小的手术,只取一小块唇腺组织,所以一般不用担心。

4. 唇腺活检很重要吗?

患者咨询: 我妹妹由于常感口干燥、间断发热、关节痛,到医院后就诊后,风湿科的医生怀疑是患了干燥综合征,要求做唇腺活检,医生说这个检查很重要,一定要做,并说风险不大。请问专家:这个病理检查的重要性是什么?它是一个什么样的表现?

专家回复: 你妹妹确实需要做此项检查,因为这项检查对确诊是否为干燥综合征很重要。被怀疑是干燥综合征的患者要进行检查以确定是否符合病理上所具有的特征表现,如果符合病理上的表现,基本诊断就成立了。病理表现是指病情所特有的变化,而其他的病是不会出现的。干燥综合征的特征性病理表现是:大量单核细胞浸润形成灶,浸润灶聚集在导管和腺泡周围,逐渐融合,并且取代正常腺体组织。被大量浸润的单核细胞包围的残余腺体称为肌上皮岛。被单核细胞浸润的腺体中,也可能有生发中心形成。如果你妹妹的病理显现这样的特征,就可以诊断为本病了。

5. 干燥综合征泪腺检查的方法是什么?

患者咨询: 我的一个远房亲戚,由于总是眼干涩、关节痛，到风湿病科门诊看病。医生怀疑是患了干燥综合征，在做了一般的检查后，说需要做泪腺的进一步检查。请问专家：如果怀疑为干燥综合征，是都需要做泪腺检查吗？

专家回复：一般来说，要想明确是干燥综合征疾病的诊断，一些泪腺的检查是需要的，这有助于对泪腺的损害程度作出判断。一般泪腺检查的方法有以下四种：① Schirmer's 试验（滤纸试验）假阳性和假阴性颇多。在滤纸 5mm 处折成直角，将该端置入眼睑结膜囊内，5 分钟后取下滤纸，自折叠处测量潮湿程度，少于 5mm 为阳性。Schirmer Ⅲ 试验（Schirmer's 试验的改造）是利用鼻泪反射的原理，将棉签轻轻塞入鼻孔，再同时测量双侧泪液分泌的增加量。②角膜染色试验。将 1% 玫瑰红溶液滴入双侧结膜囊内，随即用生理盐水洗去，检查角膜和球结膜，染色点 ≥ 10 个者表示有损坏的角膜和结膜细胞。本试验对诊断干燥性角膜炎价值较高。③泪腺破碎时间测定（BUT 试验）。凡短于 10s 者为阳性。④结膜活检。与腮腺活组织检查类似，凡结膜组织中出现灶性淋巴细胞浸润者为异常。

6. 干燥综合征的腮腺检查都有什么方法？

患者咨询：我侄女今年 17 岁了，最近出现了两侧腮部肿大，去了县医院检查，先说可能是腮腺炎，治疗后没有好转，还出现关节痛以及口干。后来到市医院的风湿病科就诊，医生怀疑是干燥综合征，进行了一些检查，同时还要求对腮腺进行进一步检查。请问专家：干燥综合征的腮腺检查都有哪些方面？

专家回复：一般的检查包括如下几个方面。①唾液流量测定是测定口干燥症的敏感指标。方法一：此法最常用。置小杯于腮腺导管口，在舌的边缘滴数滴柠檬汁，5min后分别收集两侧腮腺分泌液。一侧腺体于15min内分泌少于1.5ml为阳性结果。方法二：含糖试验。即将蔗糖压成片，每片800mg，放在舌背中央，记录完全溶解时间，≥30min为阳性。②腮腺造影。是在腮腺导管内注入造影剂（40%碘油），可见各级导管不规则，有不同程度的狭窄和扩张，碘液可淤积于腺体末端，呈葡萄状。有人将本病的X线造影分成肿大型、感染型、占位型和向心性萎缩型四类，反映腮腺病变情况。给予酸性物质刺激后可了解腮腺功能情况。③腮腺闪烁扫描和放射性核素测定。常用放射性核素 ^{99m}锝至唾液内，收集唾液标本测定其放射性计数，可反映腮腺功能。④腮腺活检。此法敏感而且特异。由于小的唾液腺如唇、硬腭、鼻黏膜等处的腺体与腮腺、颌下腺相似，因此前者的活检能反映后者的情况。取表面正常，至少包含4个腺体小叶的唇黏膜活检，有病变者可见成簇的淋巴细胞、浆细胞浸润。记录腺泡细胞组织内淋巴细胞聚集程度：淋巴细胞数在 50 以上为一个病灶，若在 $4mm^2$ 内能见到一个以上病灶即为阳性。此外尚可见到腺体萎缩和导管狭窄等。⑤唾液蛋白检查。血清和唾液中 β_2 微球蛋白（β_2-MG）水平增高，后者更高。而且二者均与唾液腺病变程度和疾病活动度呈正相关，可作为监测指标。

7. 干燥综合征为什么会出现类风湿因子阳性？

患者咨询：我的表姐因为双膝关节疼痛、眼干在医院做了一些检查，在检查过程中，医生说我表姐的类风湿因子很高，他们怀疑是患了干燥综合征，我表姐非常困惑。请问专家：为什么医生会根据类风湿因子升高而怀疑是干燥综合征，而不怀疑类风湿关节炎呢？

专家回复：的确，人们有一种认识误区，以为只有类风湿关节炎患者才会出现类风湿因子阳性。类风湿因子是抗人或动物 IgG Fc 片段上的抗原决定簇的特异性抗体，常见有 IgG、IgA、IgM 和 IgE 型。IgM 型主要见于类风湿关节炎、干燥综合征、混合性冷球蛋白血症和一些传染病。所以，并不只是类风湿关节炎才会出现类风湿因子的阳性结果。之所以叫类风湿因子，是因为人们首先在类风湿关节炎疾病中发现这一因子，所以被命名。以后发现不仅是类风湿关节炎，其他的结缔组织病也存在，有的还高过类风湿关节炎，如有 75%～95% 干燥综合征患者类风湿因子阳性，40%～100% 冷球蛋白血症患者类风湿因子阳性。而在临床上，有 50%～70% 类风湿关节炎患者，类风湿因子阳性。

8. 干燥综合征为何会出现高球蛋白血症？

患者咨询：我妈妈患有干燥综合征。在住院过程中，医生让做了一些化验检查，其中有一项化验结果显示球蛋白增高，对这些我们一点也不懂，请问专家：球蛋白增高意味着什么？为什么干燥综合征患者会有球蛋白增高？这项检查有什么意义？

专家回复：高球蛋白血症为干燥综合征疾病的特点之一。人体的血液中，一般将蛋白分为两种，分别是球蛋白和白蛋白。而球蛋白一般又分为三类。即 IgG、IgA 和 IgM 三种类型。50% 的干燥综合征患者会出现白蛋白减少和多株峰型球蛋白增高，三种主要免疫球蛋白皆可增高，以 IgG 最明显，亦可有 IgA 和 IgM 增高，但较为少见，程度也较轻。因为血清 IgG 水平与口腔病变、唾液腺肿大、肺病变、紫癜、口眼干燥指标、自身抗体以及急性期反应物的相关性十分明显，所以国外有学者建议将血 IgG 水平列为判断干燥综合征的活动性指标。巨球蛋白或混合型冷球蛋白血症较少见，此类患者临床有高黏滞综合征。

9. 抗核抗体及抗 SSA 抗体、抗 SSB 抗体阳性在干燥综合征中有什么意义？

患者咨询： 我妈妈因为双膝关节痛，去风湿科看病，医生在问了一些病情后，给开了一些化验单，其中有抗核抗体（ANA）检查等。化验结果出来后，上面显示 ANA 结果阳性，在 ENA 检查项目中抗 SSA 抗体和抗 SSB 抗体检查结果阳性。请问专家：这些检查结果阳性有什么意义？

专家回复： 一般来说，风湿病科的医生，在风湿性疾病检查时，如果怀疑是干燥综合征疾病，一般会开这两项检查。这主要是因为约 2/3 干燥综合征患者抗核抗体会有阳性结果（大多为颗粒型）。同时，在 ENA 抗体谱中，抗 SSA（Ro）抗体和抗 SSB（La）抗体的阳性率最高，分别为 75% 和 52%。其中抗 SSB（La）抗体在干燥综合征患者中特异性更高。它们一般多出现于干燥综合征和系统性红斑狼疮患者中，当二者均为阳性时，应首先考虑干燥综合征的可能，但是这两种抗体与疾病活动性无关。抗 SSA 抗体和抗 SSB 抗体在干燥综合征和系统性红斑狼疮中的阳性率分别为 75%、35% 和 35%、15%。目前在我国检测的抗 ENA 抗体，主要用免疫双扩散法及免疫印迹法。不同的检测方法，其阳性结果的出现率有所差别。

10. 检测抗 SSA 抗体、抗 SSB 抗体指标手段不同会影响疾病的诊断吗？

患者咨询：我姐姐因为口干燥、眼干燥，同时伴有关节痛，去医院就诊。经化验后，抗 SSA 抗体、抗 SSB 抗体指标显示阳性结果。后来又做了眼睛和腮腺的检查以及唇腺活检，活检说有唇腺萎缩和淋巴细胞浸润灶形成，风湿病科医生就确诊我姐姐患了干燥综合征。当时我们还是有点不相信，后来我们在另一家医院化验，抗 SSA 抗体和抗 SSB 抗体指标结果是阴性的。请问专家：我姐姐真的是患了干燥综合征吗？不同的检测方法对诊断干燥综合征有什么不同吗？

专家回复：是的，用不同的检测方法检测抗 SSA 抗体、抗 SSB 抗体，对干燥综合征的诊断意义极为重要。在临床工作中，我们发现各地使用的检测抗 SSA 抗体、抗 SSB 抗体的方法有明显的不同。因而作为医生或者患者，需要了解清楚是何种方法所做出的结果。医生根据检测的方法，再来判断是否为干燥综合征，准确性会更高。抗SSA抗体、抗SSB抗体传统检测方法为双向免疫扩散法（DID），其他检测方法包括ELISA、IB、条带（斑点）印迹法等。传统的扩散法检测抗体敏感性低，如在干燥综合征中的阳性率为40%～60%；而采用ELISA法检测，较扩散法更敏感，在干燥综合征中的阳性率90%～95%。目前国外临床检测以ELISA为主，国内一般以DID、IB法为主。你的姐姐有干燥综合征的临床症状，唇腺活检有典型的干燥综合征的表现，若眼睛及口腔检查也符合诊断标准的话基本可以确诊干燥综合征。

11. 抗器官特异性抗体在干燥综合征检查中的意义是什么？

患者咨询： 我有一个阿姨，从外国回来，被诊断为原发性干燥综合征，她在国外做的确诊检查。在我们问及做了什么检查时，她说检测了某些抗器官特异性抗体，其结果是阳性。请问专家：这些抗器官特异性抗体在干燥综合征检查中的意义是什么？国内能够检查吗？

专家回复： 在不断的研究中发现，干燥综合征患者体内存在一些抗器官的特异性抗体，这在诊断干燥综合征时极有价值。研究发现抗唾液腺导管上皮细胞抗体的阳性率在原发性干燥综合征患者中为 25%，在干燥综合征合并类风湿关节炎的患者中高达 70% ~ 80%。抗甲状腺球蛋白抗体和抗胃壁细胞抗体阳性率各为 30%，抗线粒体抗体和 Coombs 试验（抗人球蛋白抗体试验）的阳性率各为 10%。

12. 干燥综合征化验血常规和血沉的意义是什么？

患者咨询： 我的表姐患了干燥综合征，她同我们说，她的血常规化验结果有白细胞下降，血沉也特别快。请问专家：这些检查结果在干燥综合征中有什么意义，是不是血沉快就代表病情严重呀？

专家回复： 许多干燥综合征患者可出现一般性的血常规异常。可以有以下的表现，如白细胞下降或红细胞下降，有的表现为血小板减少，还有 90% 的干燥综合征患者会出现血沉增快。这些表现可以反映一定的病情情况，比如在治疗有一定的效果时，可以表现为血沉下降减慢等。白细胞或者红细胞上升，也可以说明病情正在好转。

13. 干燥综合征出现肺间质的损害如何诊断?

患者咨询: 我婆婆在患了干燥综合征住院后,医生说她的肺部也有了病变,主要是肺间质有了损害,可她一点感觉都没有,平时也没有咳嗽气喘等症状。请问专家:什么是肺间质? 干燥综合征的肺间质病损害是用什么检查出来的?

专家回复: 肺间质是指肺泡上皮与血管内皮之间、终末气道上皮以外的支持组织,包括血管及淋巴管组织。正常的肺间质主要包括两种成分:细胞及细胞外基质。细胞成分:在肺间质内,约75%是细胞成分,其中30%~40%是间叶细胞,其余是炎症细胞及免疫活性细胞。间叶细胞包括成纤维细胞、平滑肌细胞及血管周围细胞等。成纤维细胞至少包括三种细胞:难以归类的间质细胞、成纤维细胞及肌成纤维细胞。炎症及免疫活性细胞包括:单核巨噬细胞(约占90%)、淋巴细胞(约占10%)以及很少量的肥大细胞等。淋巴细胞包括T细胞、少量B细胞和自然杀伤细胞(natural killer cells,NK cells)。这些细胞成分,特别是单核巨噬细胞,在致病因子的刺激下可以产生多种炎症介质或细胞因子,在间质性肺病的发生发展中起着重要作用。细胞外基质:包括基质及纤维成分。前者主要是基底膜,由糖蛋白、层粘连蛋白、纤维连接蛋白等组成;后者主要是胶原纤维(约占 70%），其次是弹力纤维。患干燥综合征时肺部及支气管都可以受到损害。患原发性干燥综合征时，患者以肺部间质病变为主要表现，其发病概率可以大于30%，但临床常无明显症状，尤其常见于合并有其他腺体外症状的患者，如关节炎，雷诺现象等。而继发于类风湿关节炎的患者则以阻塞性肺病为主。这些病变可以通过 X 线检查、CT 和肺功能检查等很多方法得到确诊。

14. 干燥综合征肾小管损害时如何诊断？

患者咨询：我有一个朋友，患了一种比较怪的病，就是每隔一段时间，就出现全身无力，手脚不能动，可过一段时间就又好了。在医院看病后，说是周期性麻痹，后来又说是干燥综合征损害了肾小管的原因。请问专家：干燥综合征损害肾小管时如何诊断？

专家回复：干燥综合征可以损害肾脏，主要是损害肾远曲小管。由于肾远曲小管主要的功能是"尿浓缩"和"酸化"功能，所以当在这两个方面受累后，会出现多尿及血液呈酸性，而尿液中出现 pH 值增高，达到 6.0 以上。同时，泌氢的功能受损。当这个功能受损害后，钾离子和钙离子就会代偿性分泌增加，这样就会出现血液中钾和钙减少，而钾的减少，到达一定量时，会使人体产生肌肉无力，即周期性麻痹。另外，钙离子的分泌增加，还会出现肾性软骨病和泌尿系统结石。综上所述，干燥综合征的患者如果出现尿量增多、尿液 pH 值 6.0 以上，血液呈酸性，血液中的钾离子减少甚至出现肌肉无力的症状，血液中钙离子减少甚至出现肾性软骨病或者泌尿系统结石，可以考虑肾小管损害。

15. 干燥综合征做什么检查才会早期发现淋巴瘤?

患者咨询：我妈妈 60 多岁了，因为反复的关节痛、口干，被风湿病科确诊为原发性干燥综合征，医生当时说这个病要警惕转变为淋巴瘤。老人年龄比较大了，我们全家比较担心会不会转变成淋巴瘤。请问专家：做什么检查才会早期发现这个病是否有转为淋巴瘤的倾向?

专家回复：一般干燥综合征发生后 5 年，转变为淋巴瘤的概率开始明显地增加，尽管统计学显示中国较国外的发生率低一些，但还是要高度注意进一步发展为淋巴瘤的可能性。干燥综合征患者在出现淋巴瘤前可有巨球蛋白血症和单克隆高球蛋白血症。待发生恶性淋巴瘤后，高球蛋白血症可下降至正常或者偏低，自身抗体消失。我国大多数的干燥综合征患者合并有腺体外的系统性损害，故有必要密切随诊，注意其演变为淋巴瘤的可能。当出现腮腺、脾脏、淋巴结的持续肿大，咳嗽，呼吸困难，单侧的肺部肿块以及持续性雷诺现象时，需要警惕淋巴瘤的出现。如上所述，实验室检查如若出现单克隆高球蛋白血症、巨球蛋白血症、混合性冷球蛋白血症、IgM降低、微球蛋白升高甚至类风湿因子转阴等现象，可能提示着潜在发生淋巴瘤的倾向。唾液腺放疗和系统性化疗可能促使某些干燥综合征患者形成淋巴瘤。

16. 干燥综合征与类风湿关节炎如何鉴别？

患者咨询：我的婆婆在住院时被确诊为干燥综合征，但是我发现有一些同我婆婆年龄差不多的患者被确诊为类风湿关节炎，而他们的症状和检查结果，有一些是相同的，比如说都有关节痛和类风湿因子阳性。请问专家：如何区别干燥综合征与类风湿关节炎？

专家回复：临床上，这两者确有很多相似之处。比如类风湿关节炎患者可有抗SSA抗体和抗SSB抗体，尽管阳性率不高，但一般当这两种抗体同时出现时，应首先考虑干燥综合征。约占75%的干燥综合征患者有类风湿因子阳性，但关节症状少见，关节畸形更是罕见。类风湿关节炎则以慢性多关节炎为主要表现，常有特征性关节改变。病程迁延且关节病变较重的类风湿关节炎患者，尤其是中年女性，可合并继发性干燥综合征，但与原发性干燥综合征相比，少见严重的内脏损害。

17. 干燥综合征与系统性红斑狼疮如何鉴别?

患者咨询：我的女儿因为发热，腮腺肿大，住进了医院，经反复检查后被确诊为干燥综合征，当时医生也曾怀疑是系统性红斑狼疮，这让我们家人非常担心。请问医生，干燥综合征与系统性红斑狼疮如何鉴别?

专家回复：这两种疾病确有很多相同的表现，如都是女性发病率高，发病率男女之比均为 1 : 9。但系统性红斑狼疮的发病年龄一般是在 15 ~ 35 岁，而干燥综合征一般的发病年龄是在 40 ~ 60 岁。此外系统性红斑狼疮患者可有抗 SSA 抗体和抗 SSB 抗体，但阳性率不高。当这两种抗体同时出现时，应当首先考虑干燥综合征。在 13% 的干燥综合征患者中也可以出现抗 ds-DNA 抗体阳性，但其阳性率多低于30%，而活动期系统性红斑狼疮多高于 30%。鉴别这两种疾病时应注意：系统性红斑狼疮多见于青年女性，常有发热、特征性皮疹、关节痛，病变从一个系统逐渐发展到多系统，脏器损害较为严重，而干燥综合征的脏器损害并不常见；系统性红斑狼疮患者常有肾脏的改变，出现蛋白尿。抗 Sm 抗体是系统性红斑狼疮的特征性抗体，仅见于系统性红斑狼疮和伴有系统性红斑狼疮的继发性干燥综合征患者。系统性红斑狼疮患者活动期补体水平降低。

18. 干燥综合征与淋巴瘤如何鉴别?

患者咨询: 我姐姐的婆婆，最近因为经常低热，开始到医院进行检查，门诊医生看后怀疑是淋巴瘤。后来在风湿病科住院检查，确诊是原发性干燥综合征，让家人松了一口气。请问专家：干燥综合征如何同淋巴瘤鉴别?

专家回复: 这的确需要医生进行一些特殊检查才能判断出是哪一类疾病。淋巴瘤是原发于淋巴组织的恶性肿瘤，主要的临床表现是无痛性、进行性淋巴结肿大，常伴有发热，肝脾肿大，晚期有贫血和恶病质。主要是通过淋巴结穿刺或活检、骨髓涂片或活检确诊。尽管干燥综合征患者有时病情同此相近，比如干燥综合征患者早期可有淋巴结增生，淋巴结肿大，内脏以及淋巴结形成假性淋巴瘤，但这些淋巴细胞都是良性的，活检可进行区分。一般说来，干燥综合患者可合并淋巴瘤，但多于晚期才会出现。

19. 干燥综合征与系统性硬化如何鉴别?

患者咨询: 我妈妈患了干燥综合征后出现了吞咽困难,每次吃东西时,都要用水才能下咽,生活质量下降。请问专家: 是不是仅有干燥综合征才会出现这样的症状? 上次我咨询了医生,医生说系统性硬化也会出现这样的情况,干燥综合征如何同系统性硬化鉴别?

专家回复: 是的,某些系统性硬化患者,当病变累及食管时,也会出现吃东西时吞咽困难。这种吞咽困难,并不因为多喝水而能解决。这同干燥综合征累及食管的吞咽困难所不同,发生部位不同,干燥综合征患者的吞咽困难主要发生在食管上段,而系统性硬化表现为胸骨下水平的吞咽困难。通过做食管内窥镜检查,可以了解发生病变的具体部位,不难作出判断。同时干燥综合征主要侵犯的是外分泌腺,仔细地追问病史和进行体检,结合所做的实验室检查及病理活检,诊断并不难。而系统性硬化主要是以皮肤增厚和纤维化为特征的系统性结缔组织病。结合他们各自特有的损害,就容易作出鉴别了。

20. 原发性干燥综合征和继发性干燥综合征有何不同?

患者咨询: 我小姑今年 40 多岁,她患了类风湿关节炎后,一直有双手腕关节疼痛、肿胀的症状。最近她觉得经常有口干现象,到医院检查,医生确诊为继发性干燥综合征。请问专家:什么是原发性干燥综合征和继发性干燥综合征?两者有何不同?

专家回复: 干燥综合征分为原发性和继发性两种。原发性干燥综合征指不伴有其他任何疾病的单纯性干燥综合征;而继发性干燥综合征除了干燥综合征以外,还合并有其他的疾病,最常见的是类风湿关节炎(35%~55%)、系统性红斑狼疮、系统性硬化、皮肌炎、混合性结缔组织病等。你姐姐是在患了类风湿关节炎后出现的口干,这是继发性干燥综合征的表现。

21. "秋燥"与干燥综合征如何区别?

患者咨询: 我是一个一直生活在南方的中年女性,适应了南方的气候环境。可有时因为工作要经常出差。我来到北方后发现很不适应北方的干燥气候,每年秋高气爽的时候,经常出现口干、皮肤干燥,尤其是鼻孔很干，而且有时还总是流鼻血，这会不会是患了干燥综合征，我很担心。请问专家："秋燥"与干燥综合征如何区别？北方的干燥气候是不是容易诱发干燥综合征？

专家回复：的确，有一些南方人生活在气候湿润的环境中，突然去北方干燥的地方生活，会有一些不适应的感觉。就像你所说的那样，经常出现口干、皮肤干燥，尤其是鼻孔很干，而且有时还总是流鼻血。但这不是患了干燥综合征。因为，干燥综合征是一个慢性的病理发展过程，不但会有皮肤干燥及口腔干燥，重要的是会出现一些泪腺、唾液腺及其他外分泌腺的损害，而你只是短暂地出现干燥症状，与气候有明显的关系。如果加用一些加湿器等工具，你的症状能很快得到缓解，这是不同于干燥综合征的症状表现的。你不必担心一到北方就会患这个病。同时需要指出的是，目前并没有报道表明，北方的干燥综合征发生率高于南方。

22. 什么是干燥综合征急性期？

患者咨询：我是一位 45 岁的中年妇女，3 个月前开始出现口干，眼干，腮腺肿大，小腿皮肤出现瘀斑。到医院检查，发现血小板减少，血沉加快，还有什么抗体阳性，我不太懂。医生说，得了干燥综合征，是急性期。请问专家：什么是干燥综合征急性期？

专家回复：干燥综合征是一种主要累及全身外分泌腺的慢性自身免疫性疾病，以唾液腺和泪腺的症状为主，呼吸系统、消化系统、皮肤、阴道等的外分泌腺亦有相应表现，还可出现内脏病变。若发病时间在3个月左右，伴有血沉加快等活动指标，即为急性期。

23. 什么是干燥综合征缓解期？

患者咨询：我姨妈得干燥综合征已有5年了，从最初的吃一大堆药到现在只吃一种药，医生说姨妈现在属于病情缓解期，不需要吃太多的药。请问专家：什么是干燥综合征缓解期？

专家回复：干燥综合征患者在经过一段时期中医、西医的规范治疗后，病情得到控制，临床症状得到缓解，如关节痛消失，口干、眼干减轻，受累的脏器功能有所恢复，实验室检查如血沉恢复正常，血白细胞、红细胞、血小板恢复正常，免疫球蛋白下降、类风湿因子恢复到正常等，此时可称为缓解期，时间大致为患病之后的2年以上。此时在保证持续服用中药的情况下可选择性地停用某些副作用比较大的西药，如激素及免疫抑制药，改用中药或其他的方法进行治疗。

第四章
西医疗法

　　干燥综合征的治疗是综合性的，包括一般性治疗、西医药治疗、传统中医药治疗以及饮食疗法、心理治疗等等。其中又因个人体质、病情严重性、疾病活动度和病程长短等不同，治疗的方案很可能不一样。也就是说，在讲求"共性"治疗方案的同时，还应该强调治疗的个体化。至于到底应该以西医治疗为主还是中医治疗为主，或者中西医结合治疗等，目前并没有统一的说法。一般来说，若病情明显活动且病情严重如有内脏受累等，个人建议还是首选西医治疗为好。此外，还要强调的是，应注意干燥综合征诊治的"正规性"和"长期性"，建议到正规医院风湿病科长期定期随诊复诊。

　　虽说目前干燥综合征的病因、发病机制等尚未研究清楚，治疗上尚不能说"根治"或"治愈"，但绝大多数患者经过综合治疗后，病情明显好转平稳，预后良好，基本能够像"正常人"一样生活工作。近几十年来，随着医学突飞猛进地发展，对干燥综合征的相关研究也逐渐受到重视，并取得了很大进展！因此，我们有理由相信，总有一天，人类是可以彻底"治愈"干燥综合征等这类风湿免疫性疾病的！

1. 干燥综合征是不是可以不用治疗？

患者咨询：我妈这一年来有时感到口干、喉咙干，需要经常喝水润喉，也有时眼里像有沙子似的不太舒服，但不是很严重，因为老人节俭惯了，多次劝她看病，她嫌花钱多不去，最近严重了才到医院检查，说是干燥综合征。但医生给我们说这种病目前没什么办法，说口干喝水就行了，不用治疗的，主要是靠自身调养。请问专家：干燥综合征是不是可以不用治疗？若不治疗的话会有什么后果？

专家回复：干燥综合征是机体免疫系统紊乱破坏自身的外分泌腺所致的一种疾病，医学上属于自身免疫性疾病的一种，临床上常常表现为口干、眼干等不适。由于目前其发病原因还没研究清楚，实事求是地讲，目前确实没有什么特效药，治疗上主要是对症支持处理，病情严重如有内脏损害等，应用激素和／或免疫抑制剂等。但是，没有特效药并不代表不能治疗或不用治疗。比如，干燥综合征最多的表现为口干、眼干等不适，这是分泌泪液的泪腺和分泌唾液的唾液腺（如颌下腺、腮腺等）被逐渐破坏的结果。泪液少了可出现角膜炎、结膜炎等，严重的可出现角膜溃疡、穿孔甚至失明；唾液太少除感觉口干外，还可出现口腔内细菌滋生，造成龋齿、烂牙等。更重要的是，这种病实际上是一种系统性疾病，可累及人体的各个系统器官，如肝脏、肾脏、心脏、脑等，造成内脏器官受损等。因此，对这种病是应该重视的，是需要治疗的，并且建议找正规医院的专科医生诊治。具体的治疗方法应该根据病情来确定，每个人的病情轻重不同、病程长短不一、受累器官不同，治疗的方案也可能不一样。

2. 干燥综合征到底能不能根治？

患者咨询： 我有口干、眼干症6～7年了，开始在我们县医院没诊断清楚，3年前到市里三甲医院检查说是干燥综合征，原发性的那种。这几年一直在吃药，每个月都要去医院看病，很麻烦，而且每次要花几百元钱。刚开始吃药还觉得有点效果，但后来又觉得严重了，现在说点话就口干要喝水，牙齿也烂了，皮肤也干燥起来，我担心这样发展下去，会严重影响身体健康。我都要绝望了，不想再治疗了，连医生都说是慢性病，不能治好，是这样吗？请问专家：干燥综合征到底能不能医好？是不是绝症？

专家回复： 能不能断根，能不能停药等也是很多患者关心的问题。虽然医学水平有了很大的进展，但确实有很多的问题有待解决，客观地说目前很多内科疾病还不能说治愈，像常见的高血压、糖尿病等都均属于慢性病，大多都需要长期服药。原发性干燥综合征也是一种系统性慢性疾病，一旦确诊，多数也需要长期用药，并且需要根据病情调整药物，另外还要注意治疗的个体化，也就是根据每个人的病情轻重不同，受累脏器不同等，需要不同的治疗方案。但是，大多数患者经过治疗后病情能够得到很好的控制：病情达到缓解和稳定。其实很多患者病情稳定后和正常人差不多，可以正常地生活和工作。而如果不去治疗，尤其是有内脏受累的病情严重的患者，病情会逐渐加重或突发加重，预后可能较差，甚至危及生命。另外，目前医学研究也是突飞猛进地发展，有些风湿病近几年已经发展到生物制剂治疗、干细胞移植等，相信随着研究的深入，总有一天人类是可以完全战胜这类疾病的。因此，作为患者，还是要树立战胜疾病的信心，坚持正规治疗，而不应该放弃治疗。

3. 干燥综合征治疗目的和治疗原则是什么？

患者咨询：我的一位邻居是干燥综合征患者，听说这种病是一种慢性病，需要长期治疗，目前只能控制，并不能治愈。那么，请问专家：干燥综合征治疗的目的是什么？治疗的原则又是什么？

专家回复：由于干燥综合征目前尚无根治办法，本病治疗的目的是预防因长期口、眼等干燥造成的局部损伤；密切观察病情的变化，防止系统性损害；一旦出现系统受累，则应及时积极治疗，保护重要脏器的功能等。说到底，就是尽可能阻止病情的发展，预防和减轻干燥综合征所引起的局部和系统损害。

本病治疗应该遵循下列原则：干燥综合征的治疗虽然有一定的共性，但也应该强调个体化治疗；不同的人治疗方法不同，疾病不同的阶段治疗方案也可能不一样，病情轻重不同治疗也不一样。病情较轻且无明显内脏系统受累的患者，以对症治疗和替代治疗为主，辅以免疫调节剂调节免疫；而有内脏系统受累的病情较重且活动的患者，应该给予强有力的药物如激素、免疫抑制剂等控制，待病情缓解后，则改为维持性治疗；继发性干燥综合征患者，以治疗原发病为主。本病的治疗应该在专科医生的指导下进行，并需要定期随诊复诊，必要时根据病情调整治疗方案。

4. 干燥综合征是中医治疗好还是西医治疗好？

患者咨询：我是一名干燥综合征患者，半年前确诊的，有时身上有瘀斑。看西医，医生给我开激素、甲氨蝶呤等药吃，并且不让我吃中药，说中医没用；

而去看中医，中医医生说西药毒副作用很大，让我停西药，改吃中药治疗，说中药可以治好，还没有副作用。我心里很疑惑，不知道该相信谁。请问专家：干燥综合征到底是中医治疗好还是西医治疗好？能不能中西医结合治疗？

专家回复： 中医治疗好还是西医治疗好，这本来不应该是个问题。虽说西医和中医是两套不同的理论体系，其实它们研究的对象是一致的，是统一的，它们各有各的特色和优缺点，不应该互相否定。经验表明，对于一些急症、重症患者，建议首选西医治疗；而对于一些慢性疾病，尤其是在病情稳定的情况下，可以考虑中西医结合治疗，甚至以中医治疗为主。干燥综合征患者如果没有明显的系统脏器受累，或者病情平稳、处于缓解期，西医治疗主要以对症和替代疗法为主，建议可联合中药治疗或以中药治疗为主；而如果病情较重，比如有明显的内脏受累，如肺、肝、肾或神经系统受累等，应该以西医治疗为主，可辅助中医药治疗。另外，西医治疗还是中医药治疗也和人们对医学的认识、接受程度有关，比如，在我国南方，尤其是广东等，人们更易倾向于中医药治疗。西医或者中医治疗都是可以的，中西医结合治疗可能更好些。重要的是，到正规医院风湿病科去治疗，不应该盲从广告或听不负责任的小诊所的宣传吹嘘，以免耽误病情。

5. 干燥综合征常见的治疗方法有哪些?

患者咨询: 我婆婆今年 50 岁,老是感到口干、眼干等,感觉到处都干燥,已经有 3 ~ 4 年了,牙齿也全坏了,很难受,而且关节也会疼痛。以前看了多次也没搞清什么病,近期到大医院检查诊断为干燥综合征,请问专家:干燥综合征的治疗方法有哪些? 具体有哪些治疗措施?

专家回复: 如前所述,干燥综合征是一种以外分泌腺有大量淋巴细胞浸润为特征的自身免疫性疾病,也就是说人体自身的免疫系统(自身防御系统)出现紊乱,侵犯破坏人体的外分泌腺体,如唾液腺、泪腺等,造成腺体的分泌减少,最常见的症状是口干和眼干等。其实本病是系统性疾病,人体的任何系统、器官都可能受到累及,其中以肾脏尤其是肾小管受累多见。

治疗上应该首先判断是原发性还是继发性干燥综合征,本病可单独存在,也可发生于另一种诊断明确的自身免疫性疾病中,如系统性红斑狼疮、类风湿关节炎、系统性硬化症等。前者称为原发性干燥综合征,后者称为继发性干燥综合征。因此,对有干燥症状的人,要判断是否患有干燥综合征,还要检查其有无自身免疫性缺陷,或合并其他系统性全身免疫性疾病。对于继发性干燥综合征,则以治疗原发病为主,在此不作详述，可参考有关疾病的治疗方案。

原发性干燥综合征的治疗是综合性的，包括一般治疗、局部代替治疗、全身或系统性治疗以及中医中药治疗等。

一般治疗：对患者进行教育，让其了解干燥综合征的相关知识，减轻对疾病的恐惧感，增强战胜疾病的信心等；充足睡眠，适当锻炼，增强自身的抵抗力，平时多注意预防感冒等；疾病严重时，注意休息，到正规医院找专科医生定期复诊、随诊观察等。

局部代替治疗：眼干的情况可用人工泪液，以减轻角膜的损伤，常用0.5%～1%甲基纤维素滴眼液点眼，每0.5～3小时1次，也可用硫酸软骨素滴眼液等。若有角膜上皮脱落及溃疡，可用抗生素类滴眼液或眼膏，如四环素眼膏等。除非有特殊指征，应避免局部使用皮质激素类药物，以免角膜变薄，甚至穿孔。必要时，夜间可戴软性眼罩，以防止泪液蒸发。以眼干为主要症状者，经内科治疗无效，可进行包括泪小管在内的上下泪点凝固封锁术，以保存泪液。口干的情况可用人工唾液，适当饮水，保护牙齿等；鼻干燥、皮肤干燥、阴道干燥都要进行相应的专科治疗，使用润滑保湿的药物。

全身或系统性治疗：肌肉、关节痛者可使用非甾体类抗炎镇痛药对症治疗，如双氯芬酸钠、美洛昔康、布洛芬、塞来昔布等。当病情严重，如出现血管炎、神经系统病变、间质性肺炎、肾小球肾炎、白细胞减少等时，可考虑用糖皮质激素或联合免疫抑制剂等治疗，如泼尼松每日 10～60mg，同时也可联合应用甲氨蝶呤、硫唑嘌呤、环磷酰胺等。对病情不严重的患者，尤其泪腺或涎腺功能未完全丧失者，可使用羟氯喹。值得注意的是，激素和免疫抑制剂是不能随便应用的，具体的治疗方案应由专科医生根据病情确定。

中医药治疗：中医药如白芍总苷胶囊、雷公藤多苷片、昆明山海棠片、昆仙胶囊等中成药以及针灸等也有一定的疗效，并有其独特的优势；当然，也可以中草药治疗，但应注意辨证论治，具体的治疗方法后面章节会专门介绍。

其他治疗：如血浆置换疗法、手术治疗、干细胞移植或骨髓移植以及近几年开始的生物制剂治疗等均非常规治疗方法，多用于难治型病例或危重病例等，目前不是很成熟，还在探索当中。

另外，干燥综合征还应强调个体化治疗，也就是患者不同，病情轻重不同，病情阶段不同，受累脏器不同等，治疗上是不一样的，是需要调整的。

最后，由于本病的发病原因还没完全搞清楚，到目前仍不能说治愈，治疗应该是长期的，患者应该在专科医生的指导下坚持长期治疗。

6. 西医大体上是怎样治疗干燥综合征的?

患者咨询: 我今年 20 岁, 3 个月前我确诊为干燥综合征, 曾经吃过很多剂中药, 但似乎没看到什么效果, 目前病情还在一天天加重。我现在好痛苦, 不知道该怎么办。有朋友建议我看西医。请问专家: 西医大体上怎么治疗干燥综合征? 能治好吗?

专家回复: 干燥综合征是一种慢性系统性全身性疾病, 可以中医药治疗、西医治疗或者中西医结合治疗。病情较轻者或疾病稳定期等可以中医药治疗为主, 但对于病情严重者、病情明显活动者等, 建议首先以西医治疗为主。干燥综合征西医治疗又以药物治疗为主, 大体遵循以下方案: ①尽量避免应用减少腺体分泌的药物, 从而避免加重口干、眼干等症状。②对症替代疗法。比如眼干燥者经常应用人造泪液, 口干者要经常喝水, 或喝柠檬汁解渴等, 或应用药物刺激腺体的分泌。③伴有关节疼痛或关节炎者, 可口服非甾体类抗炎止痛药。④轻型患者可应用羟氯喹或雷公藤多苷片。⑤病情较重者, 应考虑应用糖皮质激素; 必要时应联合免疫抑制剂, 如环磷酰胺等治疗。⑥继发性干燥综合征以治疗原发性疾病为主, 并辅以对症治疗。⑦其他治疗如各种内脏受累的对症支持治疗等。

治疗上应注意个体化, 即患者不同, 病情轻重不同，阶段不同以及受累脏器不同等，治疗方案是不一样的。具体的治疗方案建议由专科医生根据病情制订。

7. 干燥综合征的一般性治疗有哪些?

患者咨询: 我母亲是有干燥综合征，曾经吃了很多药，开始有好转，但后来效果不明显。现在老人总觉得口干、眼干、身上也偏干，看了多次医生，说这是慢性病，只能控制。我想请问专家:干燥综合征患者除服药外平时应该注意什么?作为家属我们能做些什么?

专家回复: 干燥综合征确实属于一种慢性病，可分为活动期和缓解稳定期，治疗上也有所不同，除药物治疗外，在生活上、心理上等还应注意以下几点:①对患者进行适当教育，让其了解干燥综合征的相关知识，减轻对疾病的恐惧感，增强战胜疾病的信心等;作为家属，应该多鼓励支持患者，使患者心情舒畅，树立较长时间治疗的信心等。②适当从事力所能及的锻炼活动，增强抗病能力，平时多注意预防感冒等。③适当多饮水。尤其在北方干燥的季节，秋冬季每日的补水量应达到 2 000ml 以上。④注意饮食。不吃或尽量少吃刺激性及"上火"的食物;要尽量少吃或不吃辣椒、葱、姜、蒜、胡椒等燥热之品，少吃油炸、肥腻食物，以防加重干燥症状。除多喝水外，还应多吃粥、豆浆，多吃萝卜、莲藕、荸荠、梨、蜂蜜等润肺生津、养阴润燥的食物。还要多吃一些胡萝卜，补充体内必需的维生素 B，避免口唇干裂。具体的饮食治疗后面会有专门章节论述。⑤注意口腔及眼睛的卫生，减少摩擦，避免感染。⑥居住环境，如房间等尽可能保持一定湿度，若天气太干的话，可应用加湿器等进行湿化。⑦注意到正规医院找专科医生定期复诊、随诊观察等，得到规律的保健指导。

8. 干燥综合征的口干如何对症治疗？

患者咨询：我姨妈患干燥综合征好多年了，一直口干明显，每次吃饭时要边喝水边吃米饭或馒头，不用水或汤送就咽不下去，很难受。请问专家：她的口干如何对症治疗？

专家回复：口干是干燥综合征的一个主要临床表现，它是由于本病破坏了分泌唾液的一些腺体，如腮腺、舌下腺以及小的唇腺，导致唾液分泌减少。在本病的早期阶段或病情活动阶段，主要是炎症细胞（如淋巴细胞）侵入腺体，引发腺体发炎；而在病程晚期，腺体逐渐被破坏，数量明显减少。因此，在早期的活动发炎阶段，主要治疗应该是控制疾病本身，控制炎症对腺体的破坏，这才是根本，具体用药要根据病情本身综合考虑，如应用免疫抑制剂或调节剂等。而疾病晚期或病情稳定缓解期，破坏的腺体已经不能恢复，这种情况下主要是对症支持治疗，比如经常饮水，尽可能刺激腺体分泌、保持口腔卫生等等。

　　针对口干的对症处理，具体应注意以下几点：①为了防止口干加重，应停止抽烟、饮酒，避免服用含抗胆碱能作用的药物，如阿托品、颠茄类等。②应经常用液体湿润口腔，如人工唾液和口腔湿润剂来缓解症状，或可随身带一个水瓶，不时饮水，或含一些酸性食物，如话梅等，刺激唾液分泌；平时也可用麦冬、沙参等中药泡水代茶饮，以保持口腔不干为宜。③必须注意口腔卫生，如三餐后用含氟牙膏刷牙，以预防龋齿及其他口腔感染，而有龋齿者或牙龈牙周发炎者要及时找牙科医生诊治；口腔念珠菌感染者可用制霉菌素等。④居住环境保持一定的湿润度。⑤适当应用一些促进腺体分泌的药物，如口服环戊硫酮片（国产商品名叫"正瑞"，进口法国产叫"舒雅乐"），对口干、眼干有一定的疗效。

9. 口干是什么原因造成的，应该怎么办？

　　患者咨询：最近这段时间口干舌燥，有点严重，嘴唇都裂开了，痛得蛮厉害的。我平时可能在有空调的房间待的时间长些，但水也喝了不少。我不喜欢用润唇膏，请问专家：口干是什么原因造成的？我应该怎么办呢？

专家回复： 其实除了本书重点讲的干燥综合征所引起的口干外，口干的原因多种多样。简单地归纳起来可分为唾液腺本身的异常，全身性疾病如内分泌代谢异常、结缔组织病等所导致腺体异常，精神因素以及药物所引起的口干等。建议如下：①口干应该引起人们的重视，如果长时间或者经常出现口干口苦等应及时到医院检查，明确病因，在医生的指导下，有针对性地治疗。②对于压力大的人，应尽量养成规律的生活起居习惯，如饮食规律、食物结构合理，少食辛辣，多吃水果、蔬菜等，保持良好的心理状态，适当调整好自己的情绪。③适当运动，从而促进消化系统的正常运转，尤其是脑力工作者，要加强运动，而且要有规律性。进餐时，应尽量少考虑工作的事情等。

10. 老年人口干口苦怎么治疗？

患者咨询： 我老爸 64 岁，近 1 年来老觉得晚上睡觉口苦口干，查了血糖、肝功等都没问题，也喝了好多中药，可是仍不见好，看着他晚上因此睡不着觉，我很担心。请问专家：该怎么治疗？平时应该注意什么？

专家回复： 引起口干的病因很多，大多和唾液的分泌减少有关。对于老年人来说，常见口干的原因有自身免疫因素、内分泌因素、唾液腺萎缩以及药物等，因此，应该到医院进一步检查，明确病因，针对病因治疗；在没有明确病因前，暂时可对症支持治疗。注意饮食规律，平日可多食新鲜水果、蔬菜，可适当喝些蜂蜜茶等；少食或避免食用"上火"的食物，如油炸食品等；养成良好的作息习惯，适当进行体育锻炼并保持情绪稳定，避免生气或焦虑。

11. 干燥综合征出现牙龈萎缩怎么治疗？

患者咨询：我 40 多岁，患有口干、眼干、鼻干症 5 ~ 6 年了，半年前才诊断出来是干燥综合征。曾吃过很多西药和中药（多是中成药），但总觉得效果不太好，口干比以前严重了。而且从前年开始牙龈萎缩，很容易出血，并且烂牙越来越多，一块一块地掉，补了多次也不行，现在已掉了好多颗了，一点干硬的东西都不能吃。请问专家：牙龈萎缩有什么好办法治疗？能否恢复？有什么好办法预防和治疗烂牙？能不能装假牙呀？

专家回复：牙龈萎缩可分为生理性萎缩和病理性萎缩，前者是指随着年龄的增长，牙龈可出现萎缩，使牙根暴露，是不需治疗的；后者指由于某些病理性原因，如长期刷牙方法不当，牙石较多或机械性刺激等导致的牙龈萎缩。若牙龈萎缩发展快，则需要检查治疗，因为牙龈萎缩后可造成牙颈部缺损，轻则可造成牙本质过敏，牙齿酸痛，重则可造成牙髓炎（疼痛），甚至发生牙冠折断。干燥综合征患者的牙龈萎缩原因二者都有，但主要是唾液腺体的炎症破坏，唾液分泌减少，细菌滋生，使得牙龈发炎等；同时可导致龋齿，严重患者可出现"猖獗齿"，即多个牙齿的严重破坏，满口烂牙等。由于牙龈组织的特殊结构，一般情况下，已发生的牙龈萎缩，是不会再恢复到以前的状况的。但经医生治疗或指导后，可以减缓牙龈萎缩的速度。对于干燥综合征患者，应尽可能地控制病情进展，并对口腔病症作对症支持处理，如正确刷牙、使用人工唾液、保持口腔卫生等。对于龋齿等，应当找口腔专科医生诊治，尽快修补，严重者可以装假牙等，但就诊时应该告诉医生病情。

12. 干燥综合征的眼干如何对症治疗?

患者咨询： 我患有干燥综合征多年，老是感到眼睛干涩，有沙砾感，有时眼还红红的，怕光，曾用过多种眼药水，但总觉得效果不大。请问专家：干燥综合征所引起的眼干有什么好的治疗方法?

专家回复： 眼干是干燥综合征的一个主要表现，同口干类似，也是由于本病造成泪腺发炎破坏，泪液分泌减少所致；同时由于泪液减少，容易合并细菌、病毒等感染，引起或加重结膜炎、角膜炎或巩膜炎等。治疗上关键是控制干燥综合征本身病情的发展。对于眼部症状，目前主要是局部对症支持治疗，包括以下几点：①人工泪液局部替代治疗，以减轻角膜的损伤等。人工泪液一般成分是硫酸软骨素、玻璃酸钠、卡波姆、甲基纤维素、聚乙烯醇，其作用接近于我们自身分泌的泪液，常用 0.5% ~ 1% 甲基纤维素滴眼液点眼，每 0.5 ~ 3 小时 1 次，也可用硫酸软骨素滴眼液等。②若有角膜上皮脱落、溃疡等角膜炎、结膜炎等，可短期用抗生素类滴眼液或眼膏，如氯霉素眼药水、氧氟沙星或环丙沙星眼药水、四环素眼膏等局部应用。③在一些特殊情况下，可考虑局部应用或联合应用皮质激素类药物，但这应该在专科医生的指导下使用，不可盲目使用，因为糖皮质激素类药物有一定的副作用，严重的可造成角膜变薄，甚至穿孔等。④必要时平时戴护目镜，夜间可戴软性眼罩，以防止泪液蒸发，保护眼睛。⑤适当应用一些促进腺体分泌的药物，如环戊硫酮片等口服，对口干眼干有一定的疗效。⑥以眼干为主要症状者，经内科治疗无效，可进行上下泪点凝固封锁术或泪点栓塞术，以保存泪液，减少泪液的流失。⑦平时注意用眼卫生，注意饮食，应多吃一些新鲜的蔬菜和水果，增加维生素 A、维生素 B_1、维生素 C、维生素 E 的摄入等。

13. 眼睛常感干燥怎么治疗？

患者咨询：现在是秋冬季，坐到电脑前，或是看电视，和以前相比，不多一会儿就感觉眼睛干燥，甚至干涩、疼痛，严重影响阅读和上网。医生说是角膜干燥症，用了人工泪液一段时间后觉得只能缓解症状，不能根治。请问专家：干眼症是怎么回事？怎么治疗？

专家回复：所谓"干眼症"，又叫眼睛干燥综合征，是指由于眼泪的减少或泪腺功能下降，导致眼睛表面出现微小伤痕的一种症状。一般症状是眼睛干涩、有灼痛感、眼屎较多、眼酸、眼痒、怕光和视力减退，其他症状还有头痛、烦躁、疲劳、注意力难以集中，严重时会发生角膜软化穿孔。以往干眼症与白内障、青光眼等疾患主要是老年人的常见眼病，但现在经常接触电脑、电视、游戏机的青年人和白领阶层患干眼症的也越来越多了。调查表明，常使用电脑的人中，31.2% 的人患有干眼症，而每日在电脑前工作 3 小时以上的人群中，有 90% 的人眼睛有问题。

可引发干眼症的因素相当多，包括中老年以后眼泪分泌减少，眼睛本身的病症，如角膜退化、沙眼等；各种免疫性病症和结缔组织病，如系统性红斑狼疮、干燥综合征等；某些药物，如避孕药、安眠药、镇静剂、咳嗽药、胃药等；也可因维生素 A 缺乏所致。而青年人长时间面对荧光屏，缺乏适时地眨眼或让眼睛休息，影响了双眼的泪液分泌，也很容易形成干眼症。

干眼症的防治：①要有效地预防干眼症，最好的办法是养成多眨眼的习惯。通常情况下，一般人每分钟眨眼少于 5 次会使眼睛干燥。一个人在电脑前工作时眨眼次数只有平时的 1/3，因而减少了眼内润滑剂和酶的分泌。应该多眨眼，每隔 1 小时至少让眼睛休息 1 次。日常生活注意眼保健，如平时注意精神放松，感到眼睛疲劳时进行适当休息；看电视或使用计算机时间不宜过长；房间保持一定的湿度。另外眼保健操也可以起到放松眼睛，减少视疲劳的作用。②长期从事电脑工作者，应多吃一些新鲜的蔬菜和水果，同时增加维生素 A、维生素 B_1、维生素 C、维生素 E 的摄入。为预防角膜干燥、眼干涩、视力下降，甚至出现夜盲等，电脑工作者应多吃富含维生素 A 的食物，如豆制品、鱼、牛奶、西红柿及新鲜水果等。维生素 C 可以有效地抑制细胞氧化。维生素 E 能降低胆固醇，预防白内障。核桃和花生中含有丰富的维生素 E。维生素 B_1 可以营养神经，绿叶蔬菜里就含有大量的维生素 B_1。每日可适当饮绿茶，因为茶叶中的脂多糖，可以改善肌体造血功能，茶叶还有防辐射损害的功能。③为减少眼部的干燥，可以适当在眼部点用角膜营养液（营养性滴眼液），如一些人工泪液等，市面上多有销售。

14. 干燥综合征使用人工泪液有哪些要求?

患者咨询：我婶婶是一名干燥综合征患者，她说眼睛老是干燥不适，平时总是红红的，看了很多次也看不好。每次医生总给她开些眼药水，说是人工泪液。请问专家：什么是人工泪液？人工泪液有哪些要求和性状？

专家回复：由于干燥综合征患者的泪腺等受到损伤和破坏，泪液分泌相应减少，严重的甚至没有泪液分泌，因此，人们尽可能模拟泪液的成分和作用，用人工的方法制造"泪液"来代替，称为人工泪液。它其实就是模仿人体泪液的成分做出的一种替代品，是治疗眼干燥症的一种主要药物，其主要成分为 0.9% 生理盐水和其他电解质，以代替泪液中的水分，具有固水作用的羧甲基纤维素或葡聚糖，以增加人工泪液的黏性，可在眼球表面形成一层薄膜，延长人工泪液的保湿时间，从而减少人工泪液的使用次数。人工泪液可以起到滋润眼睛的作用，使用后让患者的眼睛表面重新形成一种人工保护膜，能够有效地缓解症状。

人工泪液作为一种眼用溶液与眼接触，要求十分严格，真正的人工泪液应满足以下条件：①模仿人体细胞的基本成分。②维持人体细胞的功能。③无毒性，对眼无伤害。④维持相当长的时间。人工泪液除必须符合人体泪液的主要成分指标外，还必须去除污染的微生物。根据滴眼药的性质，一般采用加热灭菌、除菌或无菌操作等方法；由于大多滴眼药在使用过程中会受到细菌的污染，故加入抑菌剂也是必要的，或者做成小瓶包装一次性使用。

作为医生和患者，应该熟悉以下各类人工泪液性状：①标准的人工泪液，含有聚乙烯醇或甲基纤维素。②具有较高黏性的类型，含有 0.1% 的右旋糖酐或 1% 的羧甲基纤维素。需注意的是，使用含有黏性成分的人工泪液可产生短暂的视觉模糊，而且可能堵塞下眼睑的睑板腺引起眼睑炎症，还可能加重眼干燥症。③根据是否含有防腐剂等，可分为含防腐剂和不含防腐剂两类，常用的防腐剂为洁尔灭和硫柳汞。含有防腐剂的人工泪液会刺激眼球造成不适，如果使用频率大于每 4 小时 1 次，最好选用不含防腐剂的人工泪液。而不含防腐剂的人工泪液是灭菌后独立密封包装的，须冷藏保存，单次使用后即应丢弃。④润滑油和羟丙纤维素栓剂药效较长，但会有残留物，可引起显著的视物模糊，常推荐在夜间使用。

15. 干燥综合征常用的人工泪液有哪些? 怎样选用?

患者咨询: 我是一名干燥综合征患者,眼干得严重,经常用人工泪液来缓解症状。现在你这么一讲,人工泪液也挺复杂,也不能随便使用。请问专家:常用的人工泪液有哪些? 作为干燥综合征患者应该怎样选择和应用人工泪液?

专家回复: 目前使用的人工泪液有几十种,有不同的分类方法。根据剂型不同可分为水溶液、油溶液、凝胶和眼膏等;根据是否含防腐剂等,可分为含防腐剂和不含防腐剂两类,常用的防腐剂为洁尔灭和硫柳汞等,含有防腐剂的人工泪液会刺激眼球造成不适,近年来不断有新的刺激性小的防腐剂应用于人工泪液;根据人工泪液作用机制不同,可分为润滑保湿型、维生素型和细胞因子型等。

每一种人工泪液都有自己的特点、作用机制、副作用和价格等,长期应用的患者须根据自己的病因、症状程度和经济条件合理选择适宜的人工泪液,最好由风湿病科或眼科医师根据患者的实际情况决定,一般来说并没有用量的限制。对轻中度干眼患者,可选用水溶剂或油溶剂的人工泪液,每天使用 4~6 次或更多,根据患者症状的严重程度适当增减点眼次数;对重度眼干患者可使用凝胶制剂。含有防腐剂的人工泪液会刺激眼球造成不适，如果使用频率大于每4小时1次，最好选用不含防腐剂的人工泪液；而不含防腐剂的人工泪液是灭菌后独立密封包装的，须冷藏保存，单次使用后即应丢弃。如果患者晨起时因眼睛分泌物多而导致视物模糊，应考虑在睡前使用黏性较大的人工泪液；虽然润滑油和羟丙纤维素栓剂药效较长，但会有残留物，可引起显著的视物模糊，常推荐在夜间使用。

特别需要强调的是，干眼症患者常见的表现与结膜炎相似，可能会被误诊，因而长期擅用、滥用抗生素类眼药水等，这不仅达不到治疗作用，还会加重干眼症病情。

16. 不同人工泪液的作用机制怎样？

患者咨询：我妈患有干燥综合征，眼干燥，需要用人工泪液，但是听说人工泪液有很多种，不同的人工泪液所含成分不一样。请问专家：不同人工泪液作用是不是不同？具体的作用机制是什么？

专家回复：按照所含成分和作用机制不同，常将人工泪液分为以下几种。①润滑保湿型。包括甲基纤维素、玻璃酸钠、聚乙烯类等。甲基纤维素可增加泪液的黏度，使泪液在眼内停留时间较长，适合于蒸发过强型干眼，如自身泪液分泌不足等，但点眼后黏稠的液体可造成视物模糊。聚乙烯类则与天然泪液等渗，具有良好保水特性，不会引起视力模糊，但是它的黏度低，在眼表面存留时间短，需频繁应用方可维持效果。玻璃酸钠具有较好的保水性，可增加泪膜的稳定性，对各种类型和不同程度的干眼均可起到补充泪液、缓解干眼的作用。最近的研究发现，含有透明质酸钠的人工泪液可以改善眼干燥症，加速眼球表面损伤的修复，其药理作用除与其润滑及保水作用有关外，还与透明质酸刺激透明质酸受体（CD 44）在角膜和结膜细胞的表达、抑制局部炎症有关。②维生素型。有润滑和保护作用的维生素 A 棕榈酸酯，是水溶性的高分子物质，能促进角膜上皮的愈合。制成凝胶制剂可增加在眼内停留时间，减少用药频率，适用于老年人和儿童等依从性不好的患者。但有的人用后可有眼睑黏着或视力模糊感。③细胞因子型。如重组人表皮生长因子滴眼液等，含细胞因子的人工泪液可促进损伤角膜的再生和修复。

17. 正确滴眼药水的方法是什么？

患者咨询：我女儿因患干燥综合征，出现眼干、口干等，需要滴眼药水治疗眼干，但是每次滴眼药水要不滴不进眼里，要不就弄得到处都是。请问专家：干燥综合征患者正确滴眼药水的方法是什么？

专家回复：这个问题看似简单，但是其实很多人都不清楚该如何滴眼。

滴眼前：要注意检查所用药品的药名、浓度、有效期是否与包装相符，眼药水内有无浑浊或絮状物，有无颜色变化等。以悬浮液剂型制成的眼药水，使用前应摇晃均匀。还有，点药前最好要先洗手。

滴眼时：患者取卧位或坐位，头后仰，眼睛睁开向上看，可用食指与拇指分开上下眼睑，将 1～2 滴眼药滴在靠外侧眼角的结膜囊内，稍提一下上眼睑，让药液尽可能保留在结膜囊内，然后轻轻闭眼 2～3min。如果同时点两种或两种以上药，应在点滴一种滴眼液后，间隔 5min 再应用另一种；应先滴刺激性弱的药物，后滴刺激性强的药物。用药时不要使眼药瓶口接触眼睑及睫毛。避免将眼药直接滴在黑眼球上。应按先健眼、后病眼的顺序滴眼；双眼都有病者，应按先轻后重的顺序滴眼。涂眼药膏的体位同点眼药水一样，用食指或拇指拨开下眼睑，将眼膏水平方向涂抹在下眼睑和眼球交界的小沟内（医学上叫下穹隆部），再轻轻使之闭合，将药膏包裹其中。若滴眼液和眼药膏同时使用，应先用滴眼液，间隔一定时间后再用眼药膏。

滴眼后：一般点眼药后最好闭眼几分钟，利于吸收，同时最好按压泪囊区（内侧眼角稍偏下方）2～3min，防止眼药通过泪小管和鼻泪管流失。

滴眼时间：干燥综合征患者的滴眼时间并不确定，一般可一天多次，但在早起后、午睡前和晚上睡觉之前点眼药水效果比较好些。其他时间点眼药水要注意选择时间较充裕的时候，不要一点完马上就去做别的事情。

滴眼量：每次滴眼药水 1~2 滴就够了，多余的眼药水不是从眼角溢出，就是沿鼻泪管流向鼻腔。

滴眼次数：干燥综合征患者的滴眼次数主要根据患者的眼部症状确定，以眼睛湿润，自觉无明显干燥症状为准，一般可每日多次滴眼。由于多数人工泪液都含防腐剂，虽说微量防腐剂对眼睛损伤并不大，但多次使用眼药水，长期过度接触防腐剂，可能会对眼睛产生伤害，导致角膜上皮细胞出现损伤等。因此，原则上来说，眼药水能少用尽量少用，如果使用频率大于每 4 小时 1 次，最好选用不含防腐剂的人工泪液。值得注意的是，不含防腐剂的人工泪液是灭菌后独立密封包装的，须冷藏保存，单次使用后即应丢弃。

18. 上下泪点凝固封锁术或泪点栓塞术治疗眼干效果如何？

患者咨询： 我母亲 11 月前眼睛红肿、视物不清，通过检查确诊为慢性角膜炎、干眼症，后在一家大医院确诊为干燥综合征。曾用"爱丽、复方氧氟沙星"治疗后眼睛状况略有好转，但眼睛干燥的情况时好时坏。有朋友说做泪点栓塞术效果比较好，请问专家：泪点栓塞是怎么回事？我母亲的情况可不可以做泪点栓塞术？

专家回复：干眼症的治疗，一般情况下先采用保守治疗方法，如针对病因治疗、药物治疗、使用人工泪液等。但有人认为，对于一些中度、重度的眼干患者，尤其是对于顽固性的干眼症患者，泪管阻塞或泪点栓塞仍可能是目前较好的方法。其原理是泪液分泌后经鼻泪管流入鼻道，而用人工方法阻塞鼻泪管后，则可明显减少泪液的流失，使眼部泪液相对增多，从而减轻眼干等症状。封闭泪点或泪管的方法，最初是使用热性泪点烧灼法，该方法简单而有效，但是会引起瘢痕，而且有疼痛，同时不可逆转。后来人们使用激光封闭泪点，但是据长期随访观察，20%的患者术后泪点重新开启。激光法较热性烧灼法的优点是不会出现泪点瘢痕。硅胶泪点栓塞是一种较新的泪点封闭技术，植入泪点硅胶栓后，其机械阻塞作用减少了泪液的排出，由于其硅胶材料的弹性特征和设计特点，在泪流少时，起完全阻止作用；而泪流多时，在泪液的冲击下，能部分流通，通过动力系统的自动调节，重新建立泪液的平衡，从而大大增加了角膜表面湿润度。下泪点或泪管的栓塞可以使泪液的排出减少 88%。硅胶泪点或泪管栓塞的作用是永久性的，但在需要时可随时取出，是可逆手术。进行这类手术时，一般先行自溶型胶原泪点栓塞术，观察疗效和副作用，然后再考虑行永久性泪点或泪管栓塞术。此外，需注意的是，部分患者术后可能出现眼部异物感等。

至于你母亲可不可以做泪点栓塞术，需要专科医师检查以后才能明确。做泪点栓塞一般是不需要住院的。

19. 为什么"正瑞"可以用来治疗干燥综合征?

患者咨询： 我 31 岁，得了干眼症有 8 ~ 9 个月了，用"爱丽"等效果不大，现在吃"正瑞"（环戊硫酮片），效果不错，但长期吃药有点儿担心。请问专家：为什么"正瑞"可以治疗干燥综合征? 有什么副作用吗?

专家回复： 正瑞是商品名，化学名叫环戊硫酮片。国内于 2003 年起作为国家四类新药应用于临床，而国外已经应用多年。它是一种催涎剂，即是一种能促进唾液或泪液等分泌的药物，长期服用可使腺体分泌增加。作用机制是可显著增加毒蕈碱受体（M受体）数量，明显提高腺体（唾液腺、泪腺）的分泌量，对于原发性干燥综合征的干燥症状有显著疗效，可明显改善口干、眼干、鼻干及阴道黏膜干燥症状。可拮抗由阿托品等 M 受体拮抗剂所致的唾液腺分泌抑制，纠正服用某些药品如抗高血压药、利尿药、安定类、镇静剂、抗抑郁药以及抗帕金森病药等所导致的口干症及口咽区放射治疗后引起的口干症，对多种药物如精神类药物以及放疗所引起的口干等也有明显疗效。有研究认为，此药对口干、眼干的治疗有效率均达 85% 以上，并且国产的和进口的治疗效果没有明显区别。一般用法是口服，每日 3 次，1 次 1 片（25mg），最好饭前服用。不良反应少，且无明显的副作用，偶可出现软便或稀烂便，或出现荨麻疹样红斑等，如持续出现，可将剂量由每日 3 片减为每日 2 片或者立即停药。另外，服药期间，尿液可呈黄色，属正常现象。但对于黄疸、肝硬化后期、胆道及胆总管有闭塞者禁止使用，孕妇也禁用，儿童和老年人应该谨慎使用。

20. 环戊硫酮片是否就是胆维他片或茴三硫片？

患者咨询： 我患干燥综合征多年，以前口干、眼干明显，有时饭后腹胀不适。后来医生给我开了"正瑞"（环戊硫酮片）口服，我吃了一段时间确实觉得有效，唾液多了，腹也不胀了。我有个邻居得了胆囊炎，医生给她开了胆维他片吃，可我们发现这两个药都是环戊硫酮片。请问专家：这是怎么回事？我很担心是不是搞错了，怎么不一样的病吃的药一样呢？

专家回复：其实你的担心是不必要的。它们确实是同一个药，但名字不一样。这就像人名一样，可以有大名，还可以有小名，有些人还有字号等。药物也一样，有化学名，有商品名，而且不同厂家生产的同一种药，取的名字也可能不一样。一般来说药物化学名比较难记，有的很长，不易理解，所以生产厂家常取个好听、好记、有点特色的名字。环戊硫酮片其实就是胆维他片，又有个名字叫茴三硫，而商品名又叫正瑞（国产）、舒雅乐（法国产）等。早期发现这个药有明显的利胆保肝作用，能增强肝脏谷胱甘肽（GSH）水平，调节一些肝脏酶的活性等，从而增强肝细胞活力，使胆汁分泌增多，因此临床上多用于胆囊炎、胆结石、急慢性肝炎的治疗等。例如有人研究发现，茴三硫能有效保护肝脏免受肝毒性物质如酒精（乙醇）、四氯化碳、对乙酰氨基酚等的损害，这种保护作用可能与其抗氧化作用有关。但这个药除了有肝脏保护作用外，还能够促进唾液、泪液分泌，对多种原因引起的口干、眼干等有效，特别是对抗精神病药物引起的唾液减少（口干）更有效。由于目前对干燥综合征所引起的口干、眼干等症状还没有更好的治疗药物，故人们利用它能促进腺体分泌的作用来治疗干燥综合征。另外，茴三硫还具有调节胃肠道的作用，如通过调节胃肠道上的 M 受体和 β_2 受体，能促进胃肠蠕动和肠管内气体排出，迅速消除腹胀、便秘、口臭、恶心等消化不良症状。环戊硫酮片具有上述几个作用，所以干燥综合征患者应用时要注意，若同时有胆道阻塞等疾病，这个药是不能用的，不然胆汁分泌多，但不能排出，则会造成肝损害，加重病情。

21. 什么是 M3 受体激活剂？匹鲁卡品是一个什么药？

患者咨询：我是一名干燥综合征患者，已经有 5~6 年了，用了不少药，效果一直不是太好。最近，我有朋友到美国，听说那儿有一种叫匹鲁卡品的药物治疗干燥症状很好。请问专家：匹鲁卡品是一种什么药？我可不可以应用？

专家回复：唾液腺、泪腺等腺体的分泌是受神经系统支配的，比如，我们吃饭时需要腺体分泌，大脑等就发出指令，指令通过副交感神经传导，传到神经末梢时释放一种叫"乙酰胆碱"的物质，与腺体细胞表面的乙酰胆碱能受体（M 受体）结合，从而促进腺体的分泌。M 受体在我们人体的很多细胞上都有分布，它又可分为几种亚型，其中 M3 受体主要与腺体的分泌有关，研究表明它主要存在于腺泡细胞膜上，部分存在于肌上皮细胞上。研究认为唾液腺的分泌可能是胆碱能神经的兴奋激活了腺泡细胞膜上的 M3 受体，M3 受体激活后引起唾液分泌，同时可激活肌上皮细胞，引起肌上皮细胞收缩，协助腺泡细胞排出分泌物。

匹鲁卡品，又叫毛果芸香碱，是一种人工合成的 M3 受体激活剂，它能够直接激活腺体细胞上的 M3 受体，刺激唾液腺等腺体的分泌，最早多作为滴眼液用于治疗青光眼。1992 年国外首次将匹鲁卡品用于治疗干燥综合征患者的口干症，也用于头颈部放疗引起的口干，发现其疗效不错。这类药物已经在国外一些国家如美国等批准应用，匹鲁卡品每日推荐剂量是每次 5mg，每日 4 次，总量每日 20mg，但国内还没有听说有这类药物应用于干燥综合征患者。当然，我们也可以看出，匹鲁卡品的功效有赖于残存腺体的数目，如果腺体全部被破坏了，这类药物就起不了作用了。此外，虽说这类药物在治疗剂量时具有较好的耐受性，不良反应少，但还是有一定副作用的，常见的不良反应包括出汗增多、尿频、恶心、头痛及腹泻等等。因此，具体到每个患者能不能应用，建议还是找专科医生诊断后再考虑用否。

22. 治疗干燥综合征的匹鲁卡品和西维美林有什么区别?

患者咨询: 我母亲患有干燥综合征, 我听说匹鲁卡品和西维美林治疗干燥综合征效果很好, 请问专家: 这两个药物有什么区别?

专家回复: 匹鲁卡品 (毛果芸香碱) 是英文药名 pilocarpine 的中译音, 其商品名是 salagen, 而西维美林是 cevimeline 的中译名, 商品名叫 evoxac, 目前还没有正式的中文名字。这两个药物都是选择性胆碱能受体 (M3 受体) 激动剂。匹鲁卡品 1992 年起已经应用于治疗干燥综合征患者的口干症, 而西维美林则是最新应用于临床的 M3 受体激动剂, 后者是一种乙酰胆碱的奎宁衍生物, 对 M3 受体的选择性较匹鲁卡品高 10 倍, 半衰期较匹鲁卡品长 8 倍, 也就是说, 后者的特异性更好, 作用时间更长。匹鲁卡品每日推荐剂量是 5mg, 每日 4 次, 总量每日 20mg; 西维美林每日推荐剂量是 30mg, 每日 3 次, 总量每日 90mg。西维美林对唾液腺和泪腺分泌的刺激作用与匹鲁卡品类似, 但其出汗、尿频和腹痛等副作用明显少于匹鲁卡品。

23. 治疗干燥综合征的 M3 受体激活剂有哪些副作用？应用时应该注意什么？

学生咨询：我是一名临床医学实习生，通过学习已经知道了 M3 受体激活剂治疗干燥综合征的作用机理和常用药物，请问专家：这类药物有什么副作用？什么情况下不能应用？应用时又该注意什么呢？

专家回复：由于 M 受体在人体内分布很广，对人体有重要的作用，虽然 M3 受体激活剂对 M 受体有一定的特异性，但它们也能和其他的 M 受体结合，故也有着一定的副作用，常见的有出汗、头痛、视力障碍、流泪、呼吸窘迫、低血压、休克、心律失常、震颤、胃肠痉挛以及精神错乱等等。当然，并不是每个人都会出现以上副作用，在治疗剂量下大多数人耐受性较好，不良反应少。另外，副作用的出现与剂量有一定关系，剂量越大，副作用可能越多。

根据国外用药经验，不能应用的情况（禁忌证）包括：对该药过敏者，支气管哮喘者，急性虹膜炎、虹膜睫状体炎等不应缩瞳的眼病患者。应该谨慎应用的情况包括：有胆石症或胆管疾病、肾结石或尿路梗阻者，慢性阻塞性肺疾病患者，肝肾功能不全者，甲状腺功能亢进者，帕金森病患者或有认知和精神障碍者，消化性溃疡（如胃溃疡）或胃肠道痉挛者（如腹泻），有视网膜脱落史或脱落危险者，急性虹膜炎、角膜炎患者等。

此外，尚应注意的是，M3 受体激活剂与其他胆碱能药物合用时有协同作用，与 β 受体阻滞剂合用时会加重心脏传导系统异常；与氟西汀、胺碘酮、奎尼丁、帕罗西汀、伊曲康唑、酮康唑、维拉帕米等药物联用，会增加西维美林的毒性。

最后，这类药物的作用效果与残存腺体的数目有关，残存腺体越多，患者可能感觉效果越好；而如果腺体全部被破坏了，这类药物就起不了作用了。

24. 老年人的皮肤干燥是怎么回事？怎么治疗？

患者咨询：我奶奶现在身上很干燥，没有眼泪、鼻涕之类的分泌物，皮肤也特别干燥，经常脱落小皮屑，伴瘙痒，医生检查说是干燥综合征。请问专家：老人的干燥综合征究竟是什么原因引起的？怎样治疗？

专家回复：老年人的皮肤干燥有多种原因，可分为生理性和病理性两种。生理性原因是指随着年龄的增长，机体功能会自然下降，皮脂腺逐渐萎缩，皮脂分泌量逐渐减少，所以老年人皮肤会越来越干燥，尤其是停经后妇女表现更为明显，而男子则在 70 岁后才较为明显。病理性的主要是指干燥综合征等疾病所致的腺体的破坏等。另外，若维生素 A 缺乏，老年人就会得眼干燥症、皮肤干燥等。因此，建议先查明病因，针对性治疗。平日生活中要注意以下几点：①平时注意保持皮肤清洁，经常外涂护肤润燥剂，洗澡后更应如此。②冬季不要勤浴，避免接触碱性肥皂。内衣要穿柔软的棉织品，不穿化纤内衣。③消除诱因，忌食腥发及辛辣食物，最好不吸烟、少饮酒。④均衡饮食，适当补充一些维生素 A、维生素 E 和微量元素如锰等。也可以服用一些滋补气血的中药膏方，以调养气血。有研究认为皮肤瘙痒症有时与人体内缺锰有关。锰能促进蛋白质在人体内吸收利用，有利于对皮肤有刺激作用的有害物质的排泄。营养学家认为成年人每天每人至少要摄取 3.8 ~ 5mg 锰，才能满足人体健康代谢需要。只要不偏食，保持膳食平衡，足以保持机体中锰的平衡。

25. 干燥综合征出现四肢关节肌肉疼痛、皮疹等怎么治疗？

患者咨询：我老家的奶奶最近出现口眼干燥，身体到处疼痛，走路都很困难，身上还不时青一块紫一块的，在当地看了几个医生也没有什么效果，家里人都很着急。最近到省城医院检查，说是得了干燥综合征。请问专家：干燥综合征患者出现关节痛以后会不会瘫痪？又该如何治疗？

专家回复：约 70% 的干燥综合征患者会出现关节痛，但出现关节肿胀、关节炎者仅 10%，且多不严重，呈一过性，破坏性关节炎极为少见，但关节间隙轻度变窄很常见。干燥综合征患者常出现肌痛，但极少见到血清肌酶持续、显著升高，可出现肌无力，约 5% 的患者出现肌炎。

干燥综合征患者出现关节、肌肉疼痛可选用非甾体消炎镇痛药对症治疗，由于破坏性关节病变很少见，因此很少应用慢作用药物。部分原发性干燥综合征患者可以出现滑膜炎，此时可加用羟氯喹治疗，国内常用剂量为 200mg，每日 2 次，口服，使用此剂量时一般很少出现副作用。羟氯喹还可用于皮疹、乏力的治疗，但羟氯喹并不能改善干燥症状。有时可能需要短时间使用小剂量糖皮质激素，如每日使用 5～10mg 的泼尼松以治疗非常严重的关节疼痛及活动障碍等症状。对于难治性关节炎可以考虑使用慢作用药，如甲氨蝶呤每周 7.5～15mg，也可选用来氟米特片或用白芍总苷胶囊。

26. 干燥综合征为什么要用"感冒止痛药"？

患者咨询：我妈妈四肢关节疼痛有多年，主要是肩、膝、手、足等，有时有点肿胀，走路活动时明显，还有口干、眼干。医生说是干燥症，但给她开了"芬必得"吃，吃了一个多月了，关节痛好了一点，但不吃就痛。我听说这是"止痛药"，感冒的人也吃，请问专家：为什么医生给我妈妈开这个药吃？

专家回复：其实服用"芬必得"一类的药物是正确的，也是应该的。对于关节痛、关节炎，目前最常用的消炎镇痛药是非甾体消炎镇痛药，简称"NSAIDs"，芬必得是布洛芬缓释胶囊的商品名，是常用的非甾体消炎镇痛药的一种。这类药包括几十种，常用的如布洛芬、双氯芬酸、萘丁美酮、塞来昔布等，主要是通过抑制体内炎症部位一种叫环氧化酶的物质，从而抑制前列腺素生成，而前列腺素是一种引起疼痛和发炎的介质。因此，前列腺素少了，头痛和炎症就减轻了。故这类药主要是通过"消炎"而止痛的，并不是单纯的"止痛药"。另外，这类药除了消炎和镇痛作用外，还有解热或退热作用，部分药物可用于感冒发热，只是不同药物作用重点不同，有些是消炎镇痛作用强，有些解热作用强罢了。

27. 干燥综合征什么情况下才用非甾体消炎镇痛药？

患者咨询：我经常出现关节肿胀疼痛，不是这里疼就是那里肿，觉得非常痛苦。后来确诊了干燥综合征，每次去医院看病，医生都会开很多药给我吃，包括一些"止痛药"给我，说是非甾体抗炎药。请问专家：这些药不是止痛的吗，怎么又是抗炎的呢，我能服用吗？要用多长时间？能不能长期应用？

专家回复：非甾体消炎镇痛药主要作用是用来消炎镇痛的，它属于一种对症支持治疗的药物，虽然多数情况下并不是针对病因治疗，但它可以明显缓解患者的疼痛和炎症反应，减轻患者的痛苦等，因此在临床上广泛应用。对于干燥综合征患者来说，不少患者出现四肢多关节的疼痛，更有些伴有关节的肿胀发炎，这些情况下都是可以选用非甾体消炎镇痛药的。另外，有些患者并没有明显的四肢关节肌肉的疼痛或肿胀，但处于干燥综合征的活动期，体内存在着明显的炎症反应，有些医生也主张应用此类药物进行"消炎"。至于应用多长时间，对干燥综合征患者来说，一般情况下，只要关节不肿不痛了，就可以停药；若过段时间又出现关节（肿）痛等，还可以再次服用。但干燥综合征患者一般不需长期服用，短者几天，长者几个月就可以。但值得注意的是，"是药三分毒"，非甾体消炎镇痛药也是有一定的毒副作用的，具体的应用情况应该由医生据病情来决定，请患者不要自行乱用。

28. 常用的非甾体消炎镇痛药有哪些?

患者咨询: 我是一名干燥综合征患者,患病多年,常常出现四肢多关节肌肉疼痛,偶尔膝关节肿胀等,去过很多医院就诊,医生总是给我开消炎止痛药吃,说是非甾体类消炎镇痛药,但每个医生开的药物不太一样。请问专家:这是为什么?常用非甾体抗炎药包括哪些?患者应该如何选用这些药物呢?

专家回复: 非甾体抗炎药(NSAIDs)是一大类很常用的药物,它对于炎性疼痛等有很好的止痛效果,部分还有退热作用。自发现阿司匹林以来,又逐渐发现了多种非甾体抗炎药,至今常用的已有几十种,分类方法也多种多样。从化学结构分类来看,大多数非甾体抗炎药是有机酸,药物在炎症组织中能达到较高的浓度,比如分为羧基酸(如阿司匹林、双氯芬酸等)、烯醇酸(如美洛昔康等),还有非酸化合物(如萘丁美酮)。根据半衰期长短可分为短半衰期的非甾体抗炎药(如双氯芬酸、依托度酸、酮洛芬和吲哚美辛等)和长半衰期的非甾体抗炎药(如塞来昔布、美洛昔康、萘丁美酮等)。根据其对 COX-1 或 COX-2 抑制作用的差别,分为特异性 COX-2 抑制剂类,如塞来昔布等;倾向性 COX-2 抑制剂类如尼美舒利、双氯芬酸、依托度酸、美洛昔康等和非选择性 COX 抑制剂类如吲哚美辛、布洛芬等。

此外，值得注意的是，一般药物都有商品名和化学名，化学名一般比较难记或抽象，生产厂家一般会起一个好记或"好兆头"的名字，即为商品名。平日我们听到的多是商品名，有时同一个药物不同厂家的商品名不一样，如同是双氯芬酸这个药，但有"扶他林""戴芬""英太青"等不同的名字，当然，每片药物的含量可能不一样，价钱和服用方法也可能不一样。这类药物的大体作用差不太多，但有副作用，尤其是长期使用有一定的副作用，而且不同的药物副作用有差别，应该综合考虑患者的病情等多方面因素选择使用。由于这些所涉及的专业性比较强，所以建议你在风湿专科医生的指导下用药，较为安全有效。此外，不同医师的用药习惯、当地医院所备有的药物等不同，不同医师所应用的药物可能不一致。

29. 非甾体消炎镇痛药有哪些常见副作用？

患者咨询：我外婆患干燥综合征多年，同时也有四肢关节疼痛、腰痛等症状多年了，长期服用抗风湿药物治疗，痛时就服用双氯芬酸等非甾体消炎止痛药，已经吃过很多了，这两年一吃止痛药就胃痛，听人说这些药物长期服用对胃有刺激。请问专家：非甾体抗炎药有哪些副作用？怎么才能预防副作用？

专家回复：目前非甾体类消炎镇痛药应用广泛，

总体上来说大的副作用不多，但是，俗话说"是药三分毒"，这类药物也是有一定的副作用的，患者需要有一定的了解。常见的副作用有：①胃肠道反应。最常见的如腹部不适、恶心、腹痛，甚至胃出血、穿孔等，症状轻重与服用剂量、疗程长短以及个体差异有关。一般来说，大多数患者都能耐受，少部分会出现不适，极少数才出现严重副作用。②神经系统症状，如头晕等，较少见，但对部分进行高空驾驶作业或有严重精神神经障碍史的患者使用某些药物时，如吲哚美辛（消炎痛）、阿司匹林等，应高度警惕其神经系统的损害。③血液系统损害。如吲哚美辛可使约1%的患者发生粒细胞缺乏症，10%的患者发生再生障碍性贫血。服用保泰松者，常在数周内发生粒细胞缺乏，连续服用2~3年后可发生再生障碍性贫血。由于保泰松及其代谢产物羟基保泰松可伴有致死性的血液系统损害及严重肝损伤，目前在许多国家包括我国在内此药已被禁止使用。④肝、肾损害。可出现肝功能异常，如转氨酶升高或间质性肾炎等，但发生率不高。⑤过敏反应。引起各种皮疹或其他皮肤反应的概率较高，某些药物，如阿司匹林、吲哚美辛还可出现哮喘、血管神经性水肿、过敏性休克等表现。萘普生还可引起过敏性肺炎，布洛芬还可使原有过敏史的患者支气管痉挛加重，萘丁美酮还可发生致命性的过敏反应。许多药物的过敏反应在初次应用时无法预测，故对本类药物的过敏反应，也应引起高度警惕。一旦发现有本品过敏者，除停药外，严重者可结合抗组胺药或糖皮质激素治疗。⑥心脑血管系统的损害，如特异性的 COX-2 抑制剂虽然可能胃肠道副作用较少，但其导致心血管事件（如心血管梗死等）的发生率增加，"万络"（化学名"罗非昔布"）在上市应用几年后因此原因停止销售。⑦其他不良反应。如吲哚美辛有轻度冠状动脉收缩作用，偶可引发心绞痛。水杨酸类药物中毒时可因刺激呼吸中枢过度通气引起呼吸性碱中毒，布洛芬可引起轻度体液潴留而加重敏感个体的充血性心力衰竭。

尽管非甾体抗炎药有以上副反应，但大的副作用并不多见，而且不同药物出现的概率不同，故不能因噎废食。应根据患者的病情正确选用非甾体抗炎药，注意监测其不良反应即可减少其发生率。

30. 羟氯喹也能用来治疗干燥综合征吗？

患者咨询：我妈妈确诊干燥综合已经 1 年多了，口干、眼干经治疗后好了很多，但有时还有关节疼痛和皮疹，大夫给她开了消炎镇痛药和羟氯喹等。但我看药物说明书写着羟氯喹是用于红斑狼疮的，我有个邻居，得了红斑狼疮，她就吃这个药。请问专家：怎么回事？能否给我们介绍一下羟氯喹这个药？

专家回复：其实你说的这个情况目前是风湿病科用药较普遍的一种情况，它是关于扩大药物适应证的问题。医学是一个探索性经验性学科，风湿病科是最近几十年才逐渐发展起来的，而在我国发展更晚一些，最近二三十年才逐渐普及起来，风湿病科很多的用药，基本是向其他专业或向国外学习借鉴并经临床检验确实有效的药物，但不少用药的适应证说明书上并没有改变。比如风湿病科常用的一个慢作用改变病情药甲氨蝶呤（MTX）的说明书上仍是治疗肿瘤和白血病。羟氯喹这个药主要对红斑狼疮的皮疹红斑有明显效果，但其主要是通过免疫调节而起作用的，而其他自身免疫性疾病如干燥综合征等的发病机制也主要和免疫紊乱有关，因此，临床上其他风湿病也尝试着应用，并且发现有效，所以，一些其他风湿免疫病也逐渐应用起来。最近，北京协和医院专门对羟氯喹治疗干燥综合征的作用进行了临床研究，发现其不但对患者的皮疹、关节痛有效，对口干、眼干也有一定的改善作用。目前我国风湿病学会制定的风湿病诊治指南中羟氯喹可以用于治疗部分干燥综合征患者，因此，虽然羟氯喹的说明书未写明，但还是可以用来治疗干燥综合征的。但是，临床上应用时尚需谨慎，一定要在专科医生的指导下根据病情应用，并注意观察其疗效和副作用，必要时及时调整或停药。

31. 氯喹可以代替羟氯喹吗?

患者咨询: 我是一个农村患者,得了干燥症多年。最近到大医院确诊为原发性干燥综合征,医生给我开了羟氯喹等药吃。但我们这个地方县医院没有这个药,每次到市级医院看病很远,医生说可以用氯喹代替,让我到县防疫站去买。我去问防疫站的人,是有这个药,但他们说这个药是治疗疟疾的,不卖给我。请问专家:羟氯喹和氯喹是一个药吗?

专家回复: 氯喹和羟氯喹不是同一个药,是同类药,作用上差不多。羟氯喹实际上就是羟基氯喹,也就是在氯喹的分子上有一个羟基,它比氯喹的副作用要小一些。这些药最早就是用来治疗疟疾的,也就是常说的"打摆子"病。后来发现这类药物有免疫调节作用,对红斑狼疮的皮疹和红斑有明显效果,就把它用于红斑狼疮了。由于风湿病学专业在中国发展较晚一些,虽然美国等早就应用副作用相对小一些的羟氯喹了,但约30年前国内不生产羟氯喹,所以当时就用氯喹;后来国内也可以生产了,就多改用羟氯喹了。当然,在小城镇和广大农村地区,很多地方没有风湿病专科和专科医师,对氯喹和羟氯喹的认识有限也在所难免了。因此,这类药物还是可以应用的,但应根据病情在专科医师的指导下应用才对。

32. 干燥综合征什么情况下才用羟氯喹？有哪些副作用？

患者咨询：我是一个干燥综合征患者，患病有多年了，知道了羟氯喹也可以用来治疗干燥综合征，那么，请问专家：干燥综合征患者什么情况下才用羟氯喹治疗？又该怎么应用？有哪些副作用？

专家回复：什么情况下应用羟氯喹治疗干燥综合征并没有明确的规定，多根据医生的临床经验等选择应用。一般来说，早中期轻中度的原发性干燥综合征患者若出现明显的关节炎、皮疹、乏力等情况，可考虑应用羟氯喹等治疗，虽然有人研究认为羟氯喹并不能改善患者的干燥症状。对于部分干燥综合征患者出现四肢关节疼痛，尤其是滑膜炎者，可加用羟氯喹治疗，用量用法多参考红斑狼疮的应用，国内常用剂量为200mg，每日2次，口服；早期用量可大些（每日400mg），应用3～6月后可每日200mg维持，使用此剂量时一般很少出现副作用。用药时间长短目前也没有具体规定，一般可用数月甚至数年，应根据病情来定。羟氯喹的主要副作用是视力损害，它可以沉积于脉络膜，影响眼睛，表现为视力下降或视物颜色改变，如绿视、红视等，但发生率很低，大约0.03%。因此，一般要求服药前及服药后半年左右即应该找眼科医师检查眼底；如果出现短期内视力下降明显或绿视、红视等，应及时减药或停药。此外，少数情况下可引起心脏传导阻滞，对于心动过缓者或严重心脏病患者应尽可能不用。

33. 干燥综合征为什么可用激素治疗？常用的激素有哪些？

患者咨询：我是一位干燥综合征患者，有 1 个多月时间了，开始症状比较重，在住院期间，医师告诉我这是急性发作期，要用激素，给我用了"美卓乐"治疗，现在每天早晨还服用 2 片，我很担心会胖起来。请问专家：为什么干燥综合征要用激素药物？可以不用吗？常用的激素有哪些？

专家回复：我们这儿所说的激素药是指糖皮质激素，简称激素药。因为它有强大的抗炎抗免疫作用，所以临床应用较广，尤其是对于某些风湿免疫病患者等尤为重要。而具体激素这类药物到底是怎么抗炎抗免疫的，我想大家稍微了解一些就可以了。它是一类小分子药物，能和细胞内的相应的糖皮质激素受体结合，然后转移到细胞核内，结合于一些基因的上游调控区，从而调控基因的表达如增加或减少基因表达等，进一步影响很多细胞、组织器官甚至整个机体等；当然，另外还有其他一些作用方式，如通过 NF-κB 等作用于细胞。需要说明的是，激素是我们必需的，我们每个人体内每天都会分泌激素，大约相当于泼尼松每日 7.5mg。干燥综合征是一种以淋巴细胞浸润外分泌腺为主要病理特征的炎性病变，因此也是可以应用激素治疗的，可控制炎症反应和抑制免疫等。

按照作用时间长短（半衰期长短），激素可分为短效的如可的松、氢化可的松，中效的如泼尼松（又叫"强的松"）、甲泼尼龙等，长效的如地塞米松等。按作用方式不同可分为外用和内用（口服或静脉应用）。目前临床最常用的激素包括泼尼松、甲泼尼龙和地塞米松等。按用量大小可分为小、中、大剂量等。一般来说，以泼尼松剂量为例，每日 20mg以内称为小剂量，每日 20 ~ 40mg 为中剂量，每日大于 40mg 为大剂量；在少数急危重情况下可用超大剂量冲击治疗，如采用甲泼尼龙 0.5 ~ 1.0g 静脉滴注治疗。

34. 干燥综合征什么情况下应用激素？该怎样应用？

患者咨询： 我一个朋友患有干燥综合征，当地医院风湿病科医生说要应用激素治疗，但眼科医生说激素对眼睛不好，最好不用。请问专家：干燥综合征患者什么情况下用激素治疗？怎么应用？

专家回复：对于干燥综合征患者来说，激素的应用大体有以下几种情况。①一旦确诊，在临床症状较明显并且病情活动明显时，应考虑使用中、小剂量的糖皮质激素（如泼尼松每日 5～30mg）等治疗，这可以阻断腺体内的炎症瀑布反应，终止炎症的活动，有助于提高体内多种腺体的分泌功能。控制炎症后，还可以解除炎症引起的水肿对腺体的挤压作用，发挥正常组织的潜在作用，有利于腺体达到最大限度的分泌功能。②当患者出现重要脏器受累时，如肺间质性病变、神经系统病变、血管炎、溶血性贫血、血小板减少、肝脏损害、肾小球肾炎、肌炎等，需使用中、大剂量的糖皮质激素并联合环磷酰胺等免疫抑制剂治疗。糖皮质激素如泼尼松用量为每日每千克体重 0.5～1mg。③有严重脏器活动性受累者可予甲泼尼龙冲击治疗，每日 0.5～1.0g 静脉滴注，可连用 3～5天；若控制欠佳，病情活动明显，可每 3～4 周重复1 次。当然，具体的应用需要专科医生根据病情等确定。另外，应用时间长短问题也不能一概而论，参照红斑狼疮的应用经验，一般情况下是待病情控制后逐渐减量，1～2 周减量 10% 左右，待减至 1～2 片（相当于泼尼松量）后维持一段时间，或根据病情停药，因为尚应考虑激素应用的副作用等。

35. 激素常见的副作用有哪些?

患者咨询: 我也是一个干燥综合征患者,明白了激素的应用情况,但听人说激素有很大的副作用,如骨质疏松等。请问专家:激素有哪些常见的副作用,怎么预防?

专家回复: 俗话说,"是药三分毒",激素也确实有一定的副作用,尤其是在大剂量长期应用情况下,更易出现副作用。其常见的副作用有:①面容、体形改变,表现为人脸变胖、腹部肥大,而四肢却逐渐相对瘦小,典型者有人形容为"满月脸、水牛背、蛙状腹"等,医学上称为库欣病,这是因为激素影响脂肪的重新分布,加快蛋白代谢所致。②胃肠道影响,如胃痛、胃炎、胃溃疡,甚至胃肠出血等。③容易感染,如易感冒、肺炎等,这是因为激素可造成人的抵抗力下降。④骨质疏松,严重者可出现病理性骨折,个别体质的人可出现股骨头无菌性坏死。⑤影响糖代谢,可出现糖代谢异常,使得血糖升高,甚至导致糖尿病。⑥高血压。激素可造成体内水钠潴留,引起血压升高。⑦其他,如长时间应用可引起激素性肌病,表现为乏力、肌痛等;超大剂量快速静脉滴注有导致心脏骤停的报道等。

激素副作用的出现与个人体质以及用药量大小、用药长短等有很大关系,很难被预防,但我们可以尽可能减轻其副作用。如在控制病情的情况下，尽可能减少剂量，减少用药时间；激素应用尽可能早上一次顿服，不要每日 2 次甚至 3 次服用；尽可能选用中短效激素，不要长时间应用长效激素如地塞米松等。此外，服用激素的同时可辅助应用制酸护胃药物，以减轻激素对胃肠道的副作用；加用钙片和维生素 D（最好是活性维生素 D，如阿法骨化醇等），以防止可能的骨质疏松等。

36. 严重的干燥综合征该怎么治疗？

患者咨询：我有一个朋友患有干燥综合征 3 ~ 4 年了，近几个月病情加重，最近到大医院住院检查，说是有肾脏、肺脏等内脏受累，病情很重，要用大剂量激素和免疫抑制剂治疗。我们听说这类药物副作用很多，请问专家：干燥综合征出现了内脏受累该怎么治疗？

专家回复：干燥综合征是一系统性疾病，是可以出现内脏多系统器官受累的，包括肺脏、心脏、肝脏、肾脏以及血管炎等等。一旦表现为明显的内脏受累，多提示病情较重和病情活动等。这种情况下是要积极治疗的，其目的主要是尽快控制疾病对内脏系统的破坏。治疗方法上主要是应用中、大剂量激素和免疫抑制剂等抗炎抗免疫治疗，当然，具体的激素用量、该如何选用免疫抑制剂等应该根据临床病情确定。不同的内脏受累、受累程度不同等可能导致治疗方案上有所差别，治疗时间长短也要据病情来定，一般要几个月甚至 1~2 年或更长时间。另外，治疗时还应主要防治这类药物可能出现的副作用，定期复查血常规、尿常规及肝肾功能等。具体的治疗建议应听从专科医生的安排。

37. 干燥综合征出现内脏受累该怎样治疗？

患者咨询：我婆婆是一名干燥综合征患者，病史1年多，除了口干眼干以外，有时还有气短等。医生检查说干燥综合征累及她的肺脏，要用大量激素、环磷酰胺等治疗。听说这些药副作用都很大。请问专家：内脏受累是什么？我婆婆是不是一定要这样治疗？

专家回复：干燥综合征患者主要是出现口干、眼干等干燥症状，但这种病其实是一种系统性疾病。所谓系统性疾病就是全身多个内脏系统都可以受累，如心、肝、肾、肺、脑、血液系统等均可受累。当然，大部分患者不用太担心，因为仅有少数人会出现内脏受累，不是每个人都出现；而且，受累时也多是一个或几个内脏器官受累，并不是全部脏器都会累及；此外，器官受累的程度也不一样，有轻有重。遗憾的是，虽然目前医学可以检测到哪些脏器受累和受累程度，但医生不能准确预测哪些患者会出现脏器受累。

出现重要内脏受累的干燥综合征患者，应该尽可能早期发现和积极治疗。原因很简单，越晚治疗，脏器损害越严重，治愈的可能性越小。那么，内脏受累的患者又该怎样治疗呢？这似乎并没有一个统一的答案。但一般来说，当患者出现重要脏器受累时，如肺间质性病变、神经系统病变、血管炎、溶血性贫血、血小板减少、肝脏损害、肾小球肾炎、肌炎等，需使用中、大剂量的糖皮质激素和环磷酰胺、硫唑嘌呤等免疫抑制剂联合治疗。这类药物能够尽快控制炎症反应和抑制机体紊乱的免疫系统对自身内脏器官的攻击破坏等。一般用法，如泼尼松用量为每日每千克体重 0.5～1mg、甲氨蝶呤每周 7.5～20mg、硫唑嘌呤每日 50～100mg、环磷酰胺每日每千克体重 1～3mg，口服，或每平方米体表面积 0.75g（平均每平方米体表面积 0.5～1g）静脉冲击治疗，每月 1 次。疗效不好时也可以考虑使用环孢素 A 等。另外，有严重脏器受累且病情有明显活动性者可考虑用甲泼尼龙大剂量冲击治疗，每次 0.5～1g 静脉滴注，每日 1 次，多连用 3 天，可每 3～4 周一次。当然，这类药物的应用确实有一定的副作用和风险，具体方案应该由专科医生根据具体病情来定，作为患者，大体了解一下就可以了。

38. 治疗干燥综合征常用的免疫抑制剂有哪些?

患者咨询: 我患有严重的干燥综合征,医生说我的病要应用免疫抑制剂等治疗。请问专家:什么是免疫抑制剂?为什么免疫抑制剂可以治疗干燥综合征?常用的有哪些?

专家回复: 我们这儿所说的免疫抑制剂是指一类能够抑制免疫系统的药物,主要是一些细胞毒类药物,这些药物能够杀死免疫细胞,或者抑制免疫细胞的增殖,或者干扰免疫细胞的功能等。这些药物最早主要是用来治疗肿瘤的,称为化疗药物。如上所述,干燥综合征的发病是由于患者体内免疫系统紊乱,产生了一些不该存在的针对自身的免疫细胞,如自身反应性 T 淋巴细胞、B 淋巴细胞等,而正是这类紊乱的免疫细胞大量存在并干扰患者的腺体、内脏等,造成了干燥综合征的发病。因此,免疫抑制剂能够杀死或抑制体内的免疫细胞,从而控制干燥综合征的发病。常用的免疫抑制剂有环磷酰胺、甲氨蝶呤、硫唑嘌呤、霉酚酸酯、环孢素 A 等。不同的药物作用机制不大一样,疗效和副作用也不相同,干燥综合征要根据病情轻重、长短、活动程度等选用,具体应该由专科医师决定。另外,这类药物是有一定的毒副作用的,应用时要权衡利弊,是不能随便应用的!

39. 干燥综合征应用免疫抑制剂应该注意什么?

患者咨询: 我是一位干燥综合征患者,现在用免疫抑制剂等治疗,但这类药物毒副作用很大。请问专家:干燥综合征患者应用免疫抑制剂应该注意什么?

专家回复: 干燥综合征患者应用免疫抑制剂并无统一规定,这类药物的应用主要是参考红斑狼疮治疗方法而来的。免疫抑制剂类药物主要是一些细胞毒类药物,确实存在着一定的毒副作用。因此,应用时应尽可能注意以下几点:①能不用时尽量不用,但病情活动比较严重、不易控制时,该用的时候就应大胆应用。②根据病情选用合适的免疫抑制剂。③注意预防和治疗可能出现的毒副作用,常见的副作用有胃肠道、骨髓抑制,肝功能损害等,因此,一般情况下应用时要定期复查血常规、肝功能等。当然,作为患者了解一下免疫抑制剂的作用和副作用是应该的,但并不能因为有副作用就害怕而不用了,这也是不对的。因为临床考虑应用药物时,其治疗作用肯定大于可能的副作用,也就是说应用的好处大于坏处。不过,具体的应用应该听从专科医师的指导。

40. 一些用于肿瘤治疗的药物为什么能用来治疗干燥综合征?

患者咨询: 我是一名干燥综合征患者,已有口干、眼干多年,最近老是感到气短乏力。到医院看病,医生说我的病情加重了,让我打一种叫作环磷酰胺的针,我每次打了都想吐,不想吃饭。最近听说这种药物是治疗癌症的,我很担心。请问专家:为什么我也用环磷酰胺? 是不是我也得了癌症而医生在隐瞒我?

专家回复: 环磷酰胺确实是一种化疗药物,或者称细胞毒类药物,最初它确实主要是治疗肿瘤的,也就是我们常说的癌症。这种药物属于烷化剂类,能够通过破坏细胞的遗传物质而杀死细胞,包括肿瘤细胞,所以它常常用来治疗癌症等。那么,干燥综合征患者为什么也可以使用呢? 让我们看看干燥综合征的发病机制就明白了。干燥综合征属于一种自身免疫病,这类疾病患者体内出现免疫系统紊乱,出现了一些不该存在的针对自身的免疫细胞,如自身反应性 T 淋巴细胞、B 淋巴细胞等,这类细胞专门去破坏我们人体的腺体,这样就造成了干燥综合征。所以,在想办法治疗这类疾病的时候,医生就想到能否用环磷酰胺这类药物去杀死或抑制患者体内不该存在的免疫细胞,并且最初有些医生通过试验,临床发现确实有效，所以就开始拿来治疗干燥综合征等自身免疫性疾病。当然，由于环磷酰胺这类药物还是有很大毒性的，并不是每个患者都要应用这类药物，主要是那些病情比较严重的，有内脏系统损害的活动期患者需要应用，具体的应用则需要专科医生根据病情确定。因此，我觉得您不用太担心，干燥综合征是可以应用这类药物的。当然，极少数情况下应该除外，某些患者合并淋巴瘤等肿瘤的可能，那时应该按照相应肿瘤方案进行化疗。

41. 干燥综合征出现咳嗽、气短等该怎么治疗？

患者咨询：我妈妈患有干燥综合征多年，除了口干、眼干外，近一两年经常有喉咙痒、干咳，有时稍微活动或干活时气短气喘。找医生看过，吃了止咳药和消炎药不太管用，医生说可能是干燥综合征引起的。请问专家：干燥综合征患者出现咳嗽、气短等该怎么治疗？

专家回复：干燥综合征患者出现慢性咳嗽、气短等首先要明确原因。若是合并有肺部感染或气管炎，可考虑应用抗生素抗感染以及对症支持治疗等。但干燥综合征本身可累及呼吸系统，如患者呼吸道表面黏膜外分泌功能受损，黏膜表面纤毛功能受损，使得气道分泌物量减少，且黏稠不易咳出，造成气道干燥等。研究表明，40%~50%干燥综合征患者有慢性干咳的症状，9%~43%的干燥综合征患者还可见胸痛、呼吸困难等症状，可能与并发气管炎、支气管炎、纤维性肺泡炎、间质性肺炎、肺不张、胸膜炎和胸膜积液等胸膜及肺实质病变有关。气管干燥者可予湿化、促分泌药物及愈创木酚甘油醚（1 200mg，每日2次）治疗。如果明确咳嗽及呼吸困难是由于肺部淋巴细胞浸润发炎引起的，可予中等剂量的糖皮质激素治疗，必要时还需同时给予小、中剂量的环磷酰胺（每日50~150mg）口服治疗，或者环磷酰胺静脉滴注等治疗。值得注意的是，干燥综合征患者的肺部改变以间质性病变为主（>30%），早期临床常无明显症状，但严重者出现肺大疱，是干燥综合征患者死亡的主要原因之一，因此，定期复诊，早期发现，早期诊断治疗是很重要的。

42. 干燥综合征出现肾小管酸中毒或低钾血症该怎么治疗？

患者咨询：我妹妹这几年老是觉得四肢无力、麻木，有时口干、小便多，到医院检查了多次，发现血钾低，说是低钾引起的麻痹，补了钾会好一些，但老是反复，不补钾就不行。最近到大医院检查，医生说是干燥综合征合并肾小管酸中毒引起的。请问专家：干燥综合征怎么会引起肾小管酸中毒？又该怎么治疗？

专家回复：约 1/3 的干燥综合征患者可有肾脏病变，以肾小管功能受损者多见，其中 90% 为远端肾小管酸中毒，其基本病变为肾小管间质淋巴细胞浸润发炎，造成远端肾小管泌氢障碍，从而导致尿液酸化异常和系统性酸中毒。临床表现多为尿液浓缩障碍（肾性尿崩）或酸化障碍，合并低钾血症、肾脏钙化和尿路结石等，部分患者甚至以低钾性麻痹为干燥综合征的首发症状，而其干燥症状却往往较轻微。当然，也可出现近端肾小管受损和肾小球受损，但比较少见。

干燥综合征患者出现了肾小管酸中毒，若病情较轻，以补充氯化钾和枸橼酸钾碱化为主，但是为了防止高氯血症，一般主张使用枸橼酸钾或者将纠正酸中毒的枸橼酸合剂中的枸橼酸钠改为枸橼酸钾；若病情较重，替代治疗无效，或出现肾功能不全的表现时，应考虑予中、大量糖皮质激素治疗（每公斤体重 0.5～1.0mg）和免疫抑制剂治疗，以尽快防止病情进展，减少肾脏损害。当然，具体的治疗应该由专科医师根据病情确定。

43. 干燥综合征出现骨软化症或佝偻病该怎么治疗?

患者咨询: 我今年 40 岁,患有干燥综合征多年,前几年说有肾脏受累,但不严重,也没太在意,但近几年逐渐出现腰腿痛,时好时坏,逐渐加重,近几个月全身多处骨头都痛,吃了很多止痛药也没好。检查后说我有骨质疏松症和骨软化症,并且说与我的干燥综合征累及肾脏有关,请问专家:我 40 岁怎么就有骨质疏松症和骨软化症了呢?我该怎么办?

专家回复: 干燥综合征可以引起肾小管酸中毒,而肾小管酸中毒又是导致干燥综合征并发骨软化和骨骼损害的主要原因,这主要和酸中毒时骨骼矿化障碍、骨溶解增加、尿钙排出增加、低磷血症以及维生素 D 缺乏或应用障碍有关。如果骨骼受累严重,在成人可导致骨软化症,在儿童则可导致佝偻病。一旦出现这类疾病,则对患者生活等影响较大,故应该及早发现和治疗。根本的治疗是控制干燥综合征本身,若病情明显活动且肾脏受累较重,首先应该考虑激素联合免疫抑制剂治疗。虽然激素本身可以造成骨质疏松症,但这种情况下应用的好处可能大于坏处。其次,重视对症支持治疗。尽可能纠正肾小管酸中毒,适当补充钙剂和维生素 D 制剂,如骨化三醇或阿法骨化醇等。用药后最好严密监测尿钙,避免肾结石和肾脏钙化加重。

44. 干燥综合征出现肝脏受累怎么治疗?

患者咨询: 我口干、眼干有 3～5 年了,开始并没有在意,也没治疗,近几个月老觉得乏力,皮肤有点瘙痒,眼珠有些发黄,并且越来越严重。我赶紧到医院检查,发现肝脏肿大,肝脏早期硬化,看了几个医生,有的怀疑我是干燥综合征合并肝脏损害,有的医生说是原发性胆汁性肝硬化,都说是没有办法治疗了。我很担心,以前我的肝脏都很好的,也没有得过肝炎,也不喝酒,现在怎么会这样呢?请问专家:我该怎么办?干燥综合征出现肝脏损害该怎么治疗?

专家回复: 原发性干燥综合征与原发性胆汁性肝硬化虽说是两种疾病,但二者有着密切联系,在某些情况下确实不太容易区分。干燥综合征患者的肝脏病变主要为肝脏肿大(25%～28%)、碱性磷酸酶升高(25%～33%)等,病理活检可见原发性胆汁性肝硬化的表现,或者慢性活动性肝炎表现。有人认为,约 1/4 的原发性干燥综合征患者有轻度自身免疫性肝炎的表现,而约 3/4 的原发性胆汁性肝硬化患者可有干燥症状,其中 33%～47% 的患者合并有典型干燥综合征。

对于治疗，如果干燥综合征合并的肝炎程度较轻，则主要是针对干燥综合征治疗，而肝炎无需特殊治疗，多仅保肝等对症支持治疗；但若肝酶持续或进行性升高，则须予糖皮质激素治疗，需要的话可联合硫唑嘌呤治疗；因有肝损害可能，除非病情确实需要，一般不用环磷酰胺等免疫抑制剂。如果是干燥综合征的肝损害以胆汁性肝硬化为主，则在治疗干燥综合征的同时，以保肝利胆等治疗为主，如应用熊去氧胆酸等治疗。目前研究认为激素等对胆汁性肝硬化并无明确的治疗作用，具体的应用尚存在争议。

45. 干燥综合征出现神经系统受累怎么治疗？

患者咨询： 我是一个干燥综合征患者，这几个月出现下肢麻木、疼痛，曾经到医院检查肌电图说下肢神经不好，吃了营养神经的药等，感觉疗效不大，近期又出现左半脸部麻木。请问专家：这是怎么回事？我这样下去会不会瘫痪？又该怎么治疗？

专家回复： 临床研究显示，约 1/2（22%～76%）的干燥综合征患者可出现不同形式的神经系统受累的表现，可累及脑神经、周围神经，偶可累及中枢神经系统。外周神经系统病变较为多见，患病率约为 20%，但症状一般较轻，少见后果严重，主要累及感觉神经纤维，表现为对称性周围神经病和多发性单神经炎，常有下肢麻痹、疼痛等。对称性周围神经病常与高 γ 球蛋白血症相关，而多发性单神经炎多与血管炎有关。约 1/4 合并周围神经病的患者，同时还合并自主神经（植物神经）或脑神经受累。你的情况看来是出现了外周神经和脑神经（面神经或三叉神经）受累所致。

治疗上首先应该综合分析病情，评判病情的轻重和活动性等，从而制订不同的治疗方案。脑神经及周围神经病变时，应予营养神经类药物或小剂量三环抗抑郁药物治疗。若病情活动明显且较重、症状持续存在时，可予丙种球蛋白（每日每千克 0.4g）静脉滴注，共 3～5 天；若肌活检及神经活检证实存在血管炎，应予中、大剂量糖皮质激素（每日每千克体重 0.5～1mg），并考虑联合应用环磷酰胺（口服或静脉）治疗；若考虑中枢神经系统表现由原发性干燥综合征引起，应予大剂量糖皮质激素，如泼尼松每日每千克体重 1～2mg 口服，或大剂量激素静脉冲击治疗，如甲泼尼龙每日 1g，共 3 日，并应联合环磷酰胺每日 50～150mg 口服或每月每平方米体表面积 0.5～1g 静脉注射治疗（1 次或分 2 次）；待病情好转稳定后激素逐渐减量，并可考虑停用环磷酰胺，改用甲氨蝶呤或硫唑嘌呤维持一段时间。此外，如果环磷酰胺治疗无效，或者副作用太大不能耐受，如严重恶心呕吐或骨髓抑制等，也有应用霉酚酸酯或环孢素 A 等治疗的。当然，这儿所说的仅仅是大体治疗原则，具体治疗方案应该由专科医生根据病情决定。值得注意的是，干燥综合征患者出现神经系统病变一般提示病情比较严重，应该考虑住院治疗，如果门诊治疗则需要严密观察、定期复诊等。

46. 干燥综合征出现淋巴瘤怎么治疗？

患者咨询：我有一个亲戚患有干燥综合征多年，最近发现颈部有一肿块，医生说是淋巴结，手术切了一小块说是淋巴瘤，并说和干燥综合征有关系。请问专家：干燥综合征患者是否容易得淋巴瘤？得了淋巴瘤应该怎么治疗？

专家回复：干燥综合征是一种和淋巴细胞有关的疾病，5%～10%的患者有淋巴结肿大，50%以上患者在病程中曾出现大量淋巴细胞的浸润。干燥综合征患者出现淋巴瘤的机会的确比其他人高，国外研究认为本病患者罹患非霍奇金淋巴瘤（NHL，淋巴瘤的一种）的概率较同年龄人群增加约40倍，而年轻的干燥综合征患者罹患淋巴瘤的概率可能较老年患者更高，有人认为干燥综合征发病的前5年内最有可能出现淋巴瘤。淋巴瘤最初多发生于唾液腺或颈淋巴结，随后可在淋巴结以外的区域如胃肠道、甲状腺、肺、肾、眼眶等处出现。因此，当出现腮腺、脾脏、淋巴结的持续肿大，并有咳嗽、呼吸困难、单侧的肺部肿块以及持续性的雷诺现象时，须警惕淋巴瘤的出现。当然，虽然干燥综合征患者容易出现淋巴瘤，但作为患者，并没必要过于担心，因为绝大多数患者并不会出现淋巴瘤。

处理：淋巴瘤一旦确诊，应予积极、及时的联合化疗治疗。由于淋巴瘤多为多发的，很难手术完全切除，因此多用药物化疗，或者辅助放射治疗。当然，具体的治疗应由血液科或肿瘤科专科医生根据病情决定。

47. 干燥综合征合并甲状腺功能减退怎么治疗？

患者咨询：我查出来干燥综合征好几年了，经治疗后病情好转，目前还算稳定，就是有点口干、眼干，但不严重，只是近期觉得比别人怕冷、乏力、不想活动等。经检查，医生说我得了甲状腺功能减退症，要我长期吃"优甲乐"。请问专家：这两个病治疗有影响吗？我该怎么治疗才好？

专家回复：干燥综合征和多数甲状腺疾病，如毒性甲状腺肿（甲状腺功能亢进）、自身免疫性甲状腺炎等，都属于自身免疫性疾病的范畴，其发病也是有一定联系的。研究认为，35%～45%原发性干燥综合征患者合并甲状腺异常，其中 10% ~ 15% 的干燥综合征患者出现甲状腺功能低下，尤其是类风湿关节炎继发干燥综合征的患者中，合并自身免疫性甲状腺疾病者更为常见。治疗上这两个疾病并没有太多的矛盾，但要综合考虑病情，如果甲状腺功能低下是需要治疗的，可以长期服用甲状腺素片等，并定期检查相关指标。

48. 干燥综合征伴有抗磷脂抗体综合征怎么治疗？

患者咨询：我是一个干燥综合征患者，去年无缘无故出现左腿疼，去医院一查说是左下肢静脉血栓，当时做了溶栓治疗后好了，但医生检查说是抗磷脂抗体综合征，要我长期服用抗血栓药物。我现在都服了快 1 年了，请问专家：我还要继续服用下去吗？有哪些注意事项？

专家回复：干燥综合征和抗磷脂抗体综合征都是风湿免疫性疾病范畴，都和免疫系统功能的紊乱有关。抗磷脂抗体综合征的主要问题是体内血栓形成和反复的自发流产等（其实流产的原因也是和胎盘等小血栓形成有关）。而伴有抗磷脂抗体综合征的干燥综合征患者一般都需要长期予以抗凝治疗。当然，具体的抗凝药物的应用应由医生根据病情决定，并注意监测调整。值得注意的是，如果干燥综合征的治疗需要应用激素、非甾体消炎镇痛药物等，应综合考虑药物可能的副作用，建议联用抑酸护胃药物，避免消化道出血等。

49. 造血干细胞移植可以治愈干燥综合征吗？

患者咨询：我有个朋友患有干燥综合征，她很痛苦，吃了很多药效果都不好。我听说造血干细胞移植可以治愈干燥综合征，请问专家：干细胞移植是怎么回事？真的可以治愈干燥综合征吗？

专家回复：干细胞移植原理就是把患者体内的血细胞等全部摧毁，然后再把制造血细胞的"种子"即造血干细胞移植到患者体内，重新建立人体的血液系统，包括免疫系统。可分为自体造血干细胞移植和异体（异基因）造血干细胞移植，目前主要应用于白血病等恶性疾病的治疗。理论上讲，异体造血干细胞移植确实可以治愈很多疾病，但存在着很大的困难，骨髓配型很难，费用高，风险大等，其中主要是配型很困难。自体造血干细胞移植虽不存在配型问题，但仍然有费用高、风险大等困难，此外，尚存在着疾病复发的问题等。近几年国内外曾对少数危重难治的自身免疫性疾病，如系统性红斑狼疮等，尝试过干细胞移植，但病例数不多，且存在复发可能。考虑到风险、费用等诸多问题，干细胞移植治疗干燥综合征还有很多问题有待于解决。

50. 血浆置换疗法能治好干燥综合征吗?

患者咨询：我母亲患有干燥综合征好几年了，最近反复出现胸闷气短，小便也少，下肢肿胀，正在住院治疗。医生说病情危重了，有严重的肾脏受累和血管炎等，说要行血浆置换疗法才能挽救生命。请问专家：血浆置换疗法是怎么回事？它可以治好干燥综合征吗？

专家回复：简单地说，血浆置换疗法就是给患者"换血"，只是所换的不是全血，而是血中的液体部分——血浆。患者的血浆中有很多有害物质（如自身抗体、免疫复合物和多种炎症因子等），而正是那些有害物质导致或加重了干燥综合征的发病，因此，用正常人的血浆来替换患者的血浆，可很快清除有害物质，减轻这些有害物质对脏器的损害等，从而尽快控制病情的发展。当然，血浆置换的时候需要一定的仪器设备，需要把患者的血浆经过仪器分离出来，同时把正常人的血浆输进去。目前，系统性红斑狼疮、类风湿关节炎、多肌炎和皮肌炎、干燥综合征等风湿性疾病患者，如果病情严重，危及生命，经过一般的积极治疗效果不好，可考虑应用血浆置换疗法。一般每次置换 1~1.5L 的血液，置换 1~2 次，严重的患者也可每周 2~3 次，持续 2~3 周。当然，具体次数频率等要根据病情来定。血浆置换过程中应用激素和免疫抑制剂可以增强疗效。有人报道 1 次血浆置换后，疗效可持续几个月。但是，血浆置换仅是危重风湿性疾病患者抢救治疗的一种短期辅助疗法，它并不能治愈疾病。此外，除费用较高、要求一定的技术和设备外，血浆置换疗法也并不是百分百安全的，它也有一定危险性和副反应，如低血压、高血容量、过敏反应和感染、出血等等。

51. 免疫吸附疗法可以治好干燥综合征吗？

患者咨询：我是一个干燥综合征患者，吃了很多药，但一直没治好。我最近听一个病友说，她原来病情很危重，使用免疫吸附法治好了。请问专家：什么是免疫吸附疗法？这种疗法真的可以治好干燥综合征吗？

专家回复：免疫吸附疗法是通过一定的方法把患者体内致病的物质，如自身抗体等吸附处理，从而达到快速清除致病物质，尽快控制或缓解病情的目的。由于干燥综合征的发病和一些自身抗体如抗 SSA 抗体、抗 SSB 抗体等的产生有关，因此，理论上讲免疫吸附确实有一定的疗效，但是这种疗法目前临床上应用并不广泛，仅少数医院对少数病情明显活动的患者使用。应该注意的是这种疗法费用较高，并需要一定的仪器设备和操作技术，仅对病情明显活动且危重的患者可以使用，对病情稳定或病情不严重者不主张应用。这种疗法虽说可以快速控制病情，但并不能治愈疾病，还是需要综合治疗的。因此，目前只能把这种疗法当作干燥综合征治疗的一种特殊疗法，具体应用需要临床专业医生根据病情等条件综合考虑决定。

52. 腮腺内注射疗法治疗干燥综合征怎么样？

患者咨询：我患有干燥综合征多年，听病友说有一种腮腺内注射药物治疗干燥综合征效果比较好。请问专家：腮腺内注射疗法治疗干燥综合征怎么样？什么情况下可以应用？

专家回复：用腮腺内注射药物来治疗干燥综合征目前并不是一种成熟的常规治疗方法，只是在个别医院开展研究。由于目前干燥综合征是一种慢性疑难性疾病，还没有治愈办法，其主要累及唾液腺、泪腺等腺体，因此，个别机构对原发性干燥综合征早期、中期腺泡和导管采用局部直接注射药物的治疗方法进行了研究。认为这种治疗方法能够抑制局部炎症反应，阻止疾病进展，修复腺泡及腺体的作用，甚至可以激活未完全损害的腺体，使其恢复分泌功能；技术上操作简便，便于掌握，质量标准可控，未见明显毒副作用等。应该说，这种方法有一定的创新性，但目前仅处于实验研究阶段，并不是成熟疗法。此外，干燥综合征是一种系统性疾病，理论上讲，局部治疗并不能根治疾病。

53. 生物制剂治疗干燥综合征效果怎么样?

患者咨询：我妈今年 50 岁，老是口干、眼干，都干好几年了，牙齿也全坏了，很难受，而且关节也越来越痛。去年查出患有干燥综合征，中药、西药等吃过很多，也没很大效果，最近还到大医院风湿科住院。同病房的病友也是风湿病，说用了生物制剂以后病情控制得很好，关节不痛了，药也基本不用怎么吃了，人也精神多了。请问专家：生物制剂是什么？干燥综合征可以用生物制剂治疗吗？

专家回复：生物制剂是相对于化学药物等而言的，主要是指通过生物工程方法合成生产的一类蛋白类（肽类）或核酸类药物，它们能够通过模拟、阻断或调节人体内存在的生理病理反应过程中的某些环节而达到治疗目的，其治疗方法相应地称为生物治疗。近几年，生物制剂在风湿免疫性疾病的治疗中确实取得了很大进展，可谓一种划时代的治疗方法，目前常用的主要是肿瘤坏死因子拮抗剂，如重组人Ⅱ型肿瘤坏死因子受体 - 抗体融合蛋白、英夫利西单抗、阿达木单抗等，及抗 CD20 单克隆抗体和抗 CD22 单克隆抗体等。当然，还有针对 IL-1、IL-6、CTLA 等细胞因子或细胞膜表面分子等单抗。已经证实这些药物对类风湿关节炎、强直性脊柱炎、红斑狼疮等有明显疗效。

瑞士学者观察了用阿巴西普治疗 11 例重症原发性干燥综合征患者，结果显示阿巴西普虽可改善局部细胞学表现，但对患者唾液流率改善有限。Merimers 等进一步进行临床试验证实阿巴西普可显著降低 15 例原发性干燥综合征患者疾病活动指数和患者报告指数评分。

意大利学者一项贝利木单抗治疗抗 SSA/SSB 阳性原发性干燥综合征患者的研究结果显示，63% 患者达到临床缓解，眼干、疲劳及疼痛等临床表现明显改善，血清抗 SSA/SSB 抗体滴度下降，但唾液流量和泪液试验无明显改变。

此外，这类药物还是有一定的适应证和副作用的。研究表明生物制剂在控制干燥综合征病情的同时，可能会降低患者抗感染和抗癌症的能力，最大的副作用是可能会引起严重感染和恶性肿瘤，并不是什么病情都可以用。而且，这类药物目前价格较昂贵，这在很大程度上限制了它们的应用。还有更多的生物制剂目前还处于研究阶段，尚未临床大规模应用。因此，应该综合考虑后，再决定可不可以应用。

54. 干燥综合征患者能否怀孕?

患者咨询：我结婚多年了，但因为自己患有干燥综合征，一直在吃药，所以没有要小孩。现在经过长期治疗后我的病情已经好转稳定，仅服用少量激素和羟氯喹等。请问专家：干燥综合征患者能够怀孕生小孩吗？我打算近期怀孕生小孩，可以吗?

专家回复：随着医学的进步，干燥综合征患者怀孕生小孩虽说有一定的风险，但已经不再是禁忌证，在一定的条件下是可以的。所说的一定条件主要是指：①病情明显好转稳定最好半年以上，尽可能不服药，或服用少量非细胞毒类药物；②停用细胞毒类药物（如环磷酰胺等）半年以上；③其他机体条件，如没有妊娠的其他禁忌证等。需要说明的是，由于干燥综合征患者多为中老年人，妊娠问题并不多，目前尚没有统一的规定，以上仅仅是我个人的临床认识，具体情况建议咨询风湿病科和妇产科医师。

55. 干燥综合征患者妊娠后该怎么治疗？

患者咨询： 我是一名干燥综合征患者，现在已怀孕 3 个月了。请问专家：怀孕后要注意什么？治疗上有什么特殊的吗？

专家回复： 首先恭喜你。怀孕后的干燥综合征患者还是要定期复诊，继续治疗的，千万不可以随意停药。因为随意停药有可能引起病情变化，影响怀孕。其次，有研究表明，干燥综合征患者的抗 SSA 抗体、抗 SSB 抗体可以影响胎儿的房室传导阻滞，导致胎儿心跳减慢，甚至影响胎儿心脏发育等。因此，除了常规注意事项外，干燥综合征患者妊娠后应定期对胎儿进行监测，若监测发现胎儿出现心率减慢，提示可能出现房室传导阻滞，建议使用地塞米松治疗，因为与泼尼松相比，地塞米松不需进行体内代谢，可以直接通过胎盘发挥作用。发现后及时治疗，可使部分胎儿出生后心率维持在正常水平。

56. 干燥综合征活动期该怎么治疗？

患者咨询： 我表姐半年来出现四肢关节疼痛、乏力，还有点口干、眼干，四肢有时有紫斑等，1 月前确诊是干燥综合征。医生说疾病活动指标较高，目前病情活动，还有血管炎等，要抓紧时间治疗。我表姐听说这个病治不好，就自己吃了一点中药，现在感觉关节痛好像好一些，但是紫斑好像越来越多。请问专家：干燥综合征活动期怎么治疗？

专家回复：你们是应该重视干燥综合征活动期和早期的及时治疗的。因为，病情活动就提示着目前疾病正在发展，可能正在损害我们的机体。治病如同打仗，虽然干燥综合征等疾病尚不能说完全治愈，但及时治疗，让病情稳定下来才能尽快阻止疾病的发展，阻止疾病对我们机体系统器官的继续损害。活动期的干燥综合征到底怎么进行治疗，并没有统一模式，这要综合考虑病情，比如病情的活动度是轻度活动还是重度活动等。病情的严重度以及脏器受累不同，在治疗上是不一样的。一般来说，除了口干、眼干和关节痛的对症支持治疗外，如果系统器官受累严重，如严重的血管炎，肺脏、脑、肾脏等受累明显，应该考虑激素联合免疫抑制剂等治疗；如果病情严重，危及生命，必要时要考虑大剂量激素冲击治疗、大剂量丙种球蛋白静脉滴注治疗或血浆置换等积极治疗。具体的治疗措施和治疗时间等建议听从专科医生的指导。

57. 干燥综合征稳定期还要不要治疗？

患者咨询：我母亲患干燥综合征多年了，经过治疗后已经明显好转，病情现在稳定，仅有轻度的口干、眼干，其他也没有什么不舒服。请问专家：我母亲还需要治疗吗？稳定期是不是可以停药了？

　　专家回复：首先要说的是，干燥综合征经过积极治疗后是完全可以好转稳定的，这一般需要一定时间，如数月、1 年甚至几年等。待病情好转稳定后，一些药物，如激素、免疫抑制剂等（如果应用的话）是需要逐渐减量，甚至停药的，但并不是说就不要治疗。如果病情确实很稳定，这时的治疗主要是以对症支持治疗为主，如针对眼干、口干等的处理；当然，如果没有什么不适，也可以不吃药，仅仅观察病情就可以了。由于干燥综合征病因病机尚未明确，目前尚不能说治愈，病情稳定期也不可掉以轻心，防止病情复发加重。

58. 抗 SSA 抗体、抗 SSB 抗体阳性怎么治疗？

　　患者咨询：我今年 30 岁，最近四肢关节有点疼痛，阴天下雨的时候明显一些，平时有时痛，有时又不痛。到医院去检查，验血说是抗 SSA 抗体、抗 SSB 抗体阳性，但我除了有时关节痛外其他也没什么不适，也没有口干、眼干什么的。请问专家：我是不是干燥综合征？抗 SSA 抗体、抗 SSB 抗体阳性要不要治疗？

　　专家回复：单纯抗 SSA 抗体阳性不一定是干燥

综合征，因为这个抗体的特异性并不高，还常见于其他风湿免疫性疾病，如红斑狼疮、类风湿关节炎等。此外，还要注意假阳性问题！但如果同时抗 SSB 抗体也是阳性，干燥综合征（包括原发性或继发性）的可能性就大些，因为抗 SSB 抗体的特异性较大些。就你目前描述的情况看，似乎还不能诊断为干燥综合征，还要进一步检查或随诊观察，必要时复查或考虑唇腺活检病理检查等。此外，要注意其他风湿病如系统性红斑狼疮等可能，建议你找专科医生进一步诊治。关于治疗问题，单纯抗 SSA 抗体、抗 SSB 抗体阳性不一定要治疗，或者仅先对症支持治疗，如若关节疼痛明显可用消炎镇痛药等治疗，但建议进一步检查明确病情，至少也要随诊观察，观察病情怎样发展等。

59. 继发性干燥综合征该怎么治疗？

患者咨询：我患有系统性红斑狼疮 11 年多，服药半年多了（泼尼松、羟氯喹、甲氨蝶呤等），病情基本稳定了，但还是口干。以前是喉咙特干，现在只是嘴皮干，有时身上皮肤还显得干，医生说是继发性干燥综合征。请问专家：得了红斑狼疮还会得干燥综合征吗？继发性干燥综合征又该怎么治疗？

专家回复：系统性红斑狼疮患者是可以合并干燥

综合征的，而这种情况下干燥综合征多称为继发性干燥综合征。我们知道，系统性红斑狼疮、类风湿关节炎、干燥综合征等均属于自身免疫性疾病，有研究认为系统性红斑狼疮、类风湿关节炎是容易合并继发性干燥综合征的，而也有干燥综合征进一步发展为系统性红斑狼疮或类风湿关节炎的报道。治疗上应该以治疗原发病为主，如红斑狼疮则以治疗红斑狼疮为主，类风湿关节炎则以治疗类风湿为主，而继发性干燥综合征的治疗以对症支持治疗为主，如针对口干、眼干等的对症治疗。当然，还是应该综合考虑病情来决定治疗方案的。

60. 什么是慢作用药？

患者咨询：我的婆婆患了干燥综合征，就诊时风湿病科医生说这个病是免疫性疾病，治疗时间一般会很长，要常服用一些慢作用药。我们不明白什么是慢作用药，请问专家：什么是慢作用药？

专家回复：风湿病科医生常使用一些慢作用药，或称改善病情药。这主要是因为风湿免疫性疾病有许多共同的疾病发生机制，患者大多数有关节痛或关节炎，有免疫因素介导，这样就常需用一些慢作用药。这是一组药物，本组药物的共同特点是不具备即刻的抗炎和止痛作用，但有改善病情和延缓病情进展的作用。通常要在治疗 2～4 个月后才显效果，病情缓解后宜长期维持治疗。另外，该类药物不能使已受破坏的关节恢复正常。因此，强调要尽早应用，以达到减缓和防止关节破坏的目的。

61. 干燥综合征治疗时应如何认识西药的副作用?

患者咨询：我母亲长期有肝肿大，肝功能不好，同时有关节痛及口干燥症，经检查后确诊为干燥综合征所引发的肝脏损害。风湿病科专家在治疗时给予激素及免疫抑制药物治疗，说这是必需的。可是我们家人非常担心，听说激素及免疫抑制药有很强的副作用。请问专家：我母亲能否不用这些药，只用中药治疗行吗?

专家回复：这个问题提得好，在中国，这个看法似乎相当普遍。的确，在干燥综合征的治疗中，发生累及内脏的情况或者病情高度活动时，风湿病科医生常加用一些激素及免疫抑制剂。这些药物在有效控制疾病的同时，也的确有较大的毒副作用。但我们应当正确认识这些毒副作用，不能因为有毒副作用就不用这些药物。实践证明，这些药物在治疗干燥综合征时有较佳的治疗作用，是不可或缺的药物，应当看到这些药物的有效性和权威性。同时也要看到，攻克疾病的不仅只有中医，全世界所有国家的医疗工作者也在积极运用不同的方法研究探讨，并取得了较好的疗效。比如激素的发明，就抢救了大量患者的性命，发明者还因其良好的效果获得了诺贝尔奖。因而对西药的毒副作用应有正确的认识，要看到其在治疗疾病时积极的一面。

第五章
中医疗法

　　干燥综合征属于中医"燥证""燥痹""虚劳"等范畴。早在两千多年前,《素问·阴阳应象大论》中就首次提出了"燥胜则干"的论点,认为其病机以伤津耗液为特征。素体阴液不足,正气亏虚,或久病劳伤、术后、产后,阴精受损,加之年高体弱或失治误治,或素食膏粱厚味,内热灼津,均可导致津伤液燥,诸窍失却濡养而生内燥,阴虚液亏,精血不足,病久瘀血阻络,经络不通,累及皮肤黏膜,肌肉关节,深至脏腑而致本病。

　　中医治疗干燥综合征,与西医的对症治疗不同,主要是以治本为主。通过望、闻、问、切,进行辨证分析,得出阴阳、气血、虚实的结论,给予相应的汤剂、中成药或中药颗粒剂等,针对的是全身状况,讲究整体观念,而不是"头痛医头、脚痛医脚"。但如果病情紧急,或出现某些突出症状,必须用西药治疗,那属于中西医结合范围,不属于本章讨论内容。实际上,在干燥综合征整个病程的治疗中,中西药联合治疗时间较长,中药具有不可替代的作用。一般而言，中医将干燥综合征的治疗分为五种证型：①燥邪犯肺证，治法为清热润燥，宣肺布津，清燥救肺汤加减；②阴虚内热证，治法为养阴生津，润燥清热，六味地黄丸合增液汤加减；③气阴两虚证，治法为益气养阴，增液润燥，补中益气汤合生脉散加减；④阳虚津凝证，治法温阳育阴，益气布津，右归丸合二仙汤加减；⑤气血瘀阻证，治法活血化瘀，养阴生津，血府逐瘀汤加减。同时也要注意到，有时患者也会出现不同的证型，如热毒炽盛、肝肾阳虚、脾阳不振等，此时的治疗应结合不同的证型，进行不同的施治，充分体现出中医"同病异治"的原则。另外，本病治疗过程中的不同阶段还可辨证选用中成药，如雷公藤多苷片、白芍总苷胶囊、昆仙胶囊、正清风痛宁片等。同时，还配有药膳、食疗、针灸、按摩、推拿等辅助方法。总之，中医药治疗灵活多变，每个人的治疗方案都不尽相同，价格经济实惠，毒副作用少，效价比高，所以患者容易接受，深受广大群众欢迎。

　　干燥综合征的中医治疗，是以"辨证论治"为主体的治疗。在治疗方法上，分为"治未病"和"治已病"。"治未病"指干燥综合征在症状处于缓解期或静止时的处理方法。包括如何养生、用药、饮食、起居等，这在本书中的第六、七章中有论述，本章中不再讨论；也包括防止疾病可能发生的转归，先期进行有效的预防，如"见肝之病，知肝传脾，当先实脾"。"治已病"是干燥综合征已发生，或处于活动期的治疗方法，根据不同发病机理，进行治疗。在实际中，既要发挥中医的有效治疗作用，同时也要注意到中药在治疗中有很好的减少激素或免疫抑制药副作用的功效。在与西药结合使用时，达到"治病而不伤正"和提高患者生存质量的目的。更重要的是，应用中医在本病的治疗上已取得的重要成果或经验，针对一些西医学尚存在的难点，发挥出治疗方法上的特色，从而提高疗效。

1. 中医对干燥综合征有何认识?

患者咨询：我是一位干燥综合征患者，有10多年的病史了，一直坚持中医西医综合治疗，病情控制得比较稳定，想对这个病有一定的了解，于是自己闲时就看一些关于干燥综合征的书籍，西医的相对容易看懂一些，但是中医的看得很吃力。因此我想请问专家：中医对干燥综合征有何认识?

专家回复：所谓"久病成良医"，您的病情能够得到较好的控制，很大程度上得益于您的高度重视。干燥综合征，中医学无此病名，根据其发病及临床特征，将之归属于中医学"燥证""燥痹""虚劳"等范畴。早在两千多年前，《素问·阴阳应象大论》首次提出了"燥胜则干"的论点，认为其病机以伤津耗液为特征。金元时期，刘河间对燥证作了进一步的补充和阐发，他在《素问玄机原病式·燥类》中指出："诸涩枯涸，干劲皴揭，皆属于燥。"并创立麦门冬饮子以治之。明清以后，各家对燥证论述颇多，他们从不同角度对燥证进行了比较系统的探讨和研究。最具代表性的是清代喻家言，他谨遵"燥胜则干"的特点，认为除燥伤于外则皮肤皴裂之外，燥伤于内而致的精血枯涸亦属于燥证范畴。并根据刘河间"风热胜湿为燥"的理论提出了以辛凉甘润法治疗燥证，代表方为著名的清燥救肺汤。清代叶天士在继承前贤学术思想的基础上，结合个人的临床经验，从证、治两方面予以阐发，提出"上燥治气，下燥治血"的原则，给后人以深刻的启迪。石寿棠著《医原》，立"燥气论"专篇，首次为内燥立论，并详述内燥之病因：一是"阴血虚则荣养无资"，二是"气结则血亦结，血结则营运不周"。近代学者也多主张以"内燥"立论，认为干燥综合征虽以"燥"为其证候特点，但其本质为阴虚津亏。对其病因的研究有燥毒危害论、阴虚津亏论、气虚失运论、瘀血阻络论等。其治疗仍从辨证论治，但常以滋阴生津为治疗大法，佐以清燥解毒、益气生津、活血通络等法。

"燥痹"之病名，为当代中医临床学家路志正教授提出。路氏认为本病的成因有三：一为气运太过，燥气横逆，感而受之，燥痹乃成；二为患寒湿痹证而过用大热辛燥之品，耗伤津液，使筋脉失濡；三为素体肝肾亏虚，阴津不足，筋脉关节失于濡养，不荣而痛。本病起因多端，机制复杂，涉及多脏器、多系统的病理变化过程。

总之，燥痹是由燥邪（外燥、内燥）损伤气血津液而致阴津耗损、气血亏虚，使肢体筋脉失养，瘀血痹阻，痰凝结聚，脉络不通，导致肢体疼痛，甚则肌肤枯涩、脏腑损害的证候。以心、肝、脾、肺、肾各脏及其互为表里的六腑和九窍特有的阴津亏乏表现为其临床特征。

2. 中医认为干燥综合征病因是什么？

患者咨询：我患有干燥综合征多年，有人说我得这个病是因为喝水少了，也有人说是"热气"。请问专家：中医认为干燥综合征病因是什么？

专家回复：根据历代中医学文献，干燥综合征的病因主要有外燥、内燥两种，即燥热外邪致病及体内阴虚津亏两种原因。燥邪致病最有季节性，秋分以后，燥金主事，人经夏月炎蒸，液为汗耗，脏腑枯涸，致使水竭津枯，易于干燥；或岁运正当燥金司天，亦易感邪，此为外燥，人居其间，身受燥毒，津液失充，体液受燥毒之蒸而外泄，津亏液枯，发为燥病。人身素体之阴液不足，或久病劳伤、术后、产后，阴精受损，加之年高体弱或失治误治等，均可导致津伤液燥，诸窍失却濡养，而生内燥，阴虚液亏，精血不足，清窍失于濡养，病久瘀血阻络，血脉不通，累及皮肤黏膜，肌肉关节，深至脏腑而成本病。外感温热毒邪，陷入营血，热毒炽盛，燔烁气血，伤津耗液，导致血脉瘀阻，燥瘀互结。久服某些新的化学药品，或长时间高温作业，或接触某些有害物质，或距放射性元素较近而受其害，或误食被农药污染的食品，积热酿毒，致津液代谢失调。久居烈风沙石之域或燥热缺水之地，机体阴津不足，而成地域性燥病。

总之，干燥综合征的病因与先天禀赋不足、后天失养、天行燥烈之气、温热毒邪燔烁、过服辛温之品、化学药品毒害、居处自然环境失宜等都有密切关系。

3. 中医认为干燥综合征的病机是怎样的呢?

患者咨询: 你说得很详细，非常感谢! 虽然我不能完全理解，但也明白了一部分，对我以后的治疗非常有帮助。我还想请问专家: 中医认为干燥综合征的病机是怎样的呢?

专家回复: 现代中医学多认为，本病的基本病机为素体虚弱，阴津亏虚。肺主一身之气，感邪气滞则机关不利，肌肉关节尽痛，周身不适；肺燥不能运布水精，中宫水液难以四布，可外溢为关节肿胀；燥秉乾金肃杀之气，金火同宫，万物枯萎，故有古人谓"火就燥"之说，气分燥热化火，迫血故可见肌肤瘀斑瘀点等；燥邪为害，气机失其畅达，津血运行受阻变生瘀血，而瘀血又会致燥，加重病情。本病其病位在口、眼、鼻、咽等清窍，可累及全身，与肺、脾、肝、肾密切相关，甚则可累及心、胃以及皮肤黏膜、肌肉关节；本病病性属本虚标实，肺虚、脾虚、肝虚、肾虚为本，火热燥气为标。归纳起来，以下几点为主要病机：燥毒为害，使机体脏腑虚损，津液无源，脏腑不荣，机体失润，燥象丛生，导致本病病程的迁延性和干燥程度的严重性；阴虚津亏，轻则肺胃阴虚，重则肝肾阴虚、肾精虚损，甚至阴阳两虚、气血不足，脏腑、肌肤、骨骼、肌肉失养；水津失布，肺为水之上源，肺热阴伤，治节无权，不能通调水道，使水津四布，则口干、眼干、皮肤干燥；脾虚失运，不能为胃行其津液，津液不能上乘致燥；素体阳虚，或久病阴损及阳，阳虚不能化水，津液不能正常敷布，则出现各种干燥症状；瘀血致燥，久病入络，或阴虚燥热，日久耗气伤津，气虚无以运血，瘀血形成；情志不畅，肝气不疏，气滞血瘀。

也有的医家提出，认为中医学中的"湿"与此病有着紧密的联系。当湿浊蕴于人体，则脾不升、胃不降，三焦气机受阻，人体气机郁塞、阻滞，于是气不能行水，导致津液不布，人体某些组织、脏器则无法得到充足的津液，失于濡润而出现干燥症状。因此认为干燥综合征的根本病机在于三焦气化失司，津液敷布失常，不能濡润脏腑器官、四肢百骸。其病位在三焦，与肺、脾、肝、肾（膀胱）密切相关。

4. 干燥综合征为什么女性居多?

患者咨询：我婆婆是一位干燥综合征患者，今年住了好几次医院来治疗，当时发现在病房里得这个病的住院患者都是女性，后来在网上查询发现女性发病率占 90% 以上。请问专家：这是为什么? 中医如何解释干燥综合征患者女性居多?

专家回复：前面我们已经从西医的角度解答了为什么干燥综合征女性居多，现在我从中医的观点来解释这个问题。先天禀赋不足，阴精亏损；或素体阴虚，津液亏少；或久病劳伤均可导致阴津亏虚，清窍失养，而发为本病。女子体阴而用阳，生育期妇女经历月经、妊娠、生育较多，易致阴津亏虚。40 岁以上女子天癸渐竭，精血亏虚，阴液不足，多因阴虚内热而伤津耗液，导致口眼清窍失养，经脉气血痹阻而

多发本病。故女性特别是绝经期女性患干燥综合征
较多。

5. 干燥综合征急性期中医辨证分哪些类型?

患者咨询: 我是一名退休的小学教师,去年患了
干燥综合征,刚开始口干,眼干,皮肤干燥,关节疼
痛,疲乏无力,后来出现吃饭时需用水送服方能吞
咽,极其痛苦,验血发现白细胞减少、血小板减少。
去看中医,医生说是干燥综合征急性期,属于燥邪犯
肺证,我知道中医讲究辨证,那么干燥综合征急性期
分哪些类型?

专家回复: 确实是这样,西医看病要视、触、
叩、听,中医看病需要望、闻、问、切,并利用这四
诊所获得的信息进行辨证分析,诊断证型并加以治
疗。现代中医看病,除了望、闻、问、切以外,还需
借助西医实验室检查,以明确诊断。通常情况下,大
多数医师会把干燥综合征急性期或分为燥邪犯肺证、
燥热迫血证、气血瘀阻证、湿热蕴结证,但前三者更
普遍。活动期多以邪实为主,邪实有燥、热、瘀、湿
之不同,其中以燥、热最为多见,治疗应以祛邪为
主。①燥邪犯肺证,症见口鼻干燥,干咳无痰或痰少
黏稠,不易咳出。常伴胸痛、发热头痛、周身不爽
等,舌红,苔薄黄而干或舌干,苔薄白,脉细数或浮

数。②燥热迫血证，症见双下肢皮疹隐隐，或连成片，色呈紫红，伴口干舌燥，甚者高热时作，舌红，苔薄白，脉细数。③气血瘀阻证，症见腮腺部酸胀，口干咽燥，咽干目涩，头晕目眩，皮肤粗糙，色黯发斑，四肢关节疼痛不利，舌黯少津，或青紫有瘀点，脉细涩。④湿热蕴结证，症见双手发胀，近端指间关节和掌指关节红肿，胸闷纳差，渴不多饮，溲赤灼热，大便干或坚或黏腻不爽，舌质红，舌苔黄腻，脉滑数。

6. 缓解期中医辨证分型有哪些?

患者咨询：听了医生的讲解，我明白了，我当时患的干燥综合征是燥邪犯肺证，当时的医师治疗比较对症，我的症状很快也就缓解了。我的病友红姐也是干燥综合征患者，但她吃的中药和我的不一样，医生说她是缓解期，属于气阴两虚证，需要巩固治疗。请问专家：缓解期中医辨证分型有哪些?

专家回复：这也是中医与西医的不同之处，西医一旦诊断一个病，吃药的品种一般会一直维持下去，而中医认为疾病是一个动态的变化，疾病的时期、症状不同，证型也会不同，遣方用药就会随之变化。不同的人，即使患同一种病，用药也会不同。这叫"同病异治"，这是中医辨证治病的特点。你的病急性期过去了，到达缓解期，所以辨证也就有所变化，开的药也就与前面不同了。干燥综合征缓解期往往表现为阴虚内热证、肝肾阴虚证和气阴两虚证。干燥综合征后期，上三证临床上非常多见，需要巩固治疗。①阴虚内热证，症见长期低热缠绵，头晕且痛，面赤、耳鸣，五心烦热，腰酸足软，口干咽燥，大便干燥，舌红，少苔，或光薄，质干，脉细数。②肝肾阴虚证，症见头晕耳鸣，口干目涩，视物模糊，两胁隐痛，爪甲枯萎，失眠盗汗，腰膝酸软，肢体倦怠，舌红，苔少或无苔，脉沉弦或细数。③气阴两虚证，症见面色无华，气短自汗，动则气急，腰膝酸软，口干欲饮，大便干或溏，胃呆纳减，舌淡胖，舌边有齿印、尖红，少苔或苔白，脉细数无力。你的病友目前处于干燥综合征的气阴两虚证期，是应当巩固治疗的。

7. 干燥综合征有哪些常见证候？应该如何治疗？

患者咨询：我妈妈是一位干燥综合征患者，已经有好几年病史了，刚开始看西医，后来看中医，病情反反复复，中药、西药吃了一大堆，近 2 年才稳定一些，但仍在坚持应用中药治疗。请问专家：干燥综合征有哪些常见证候？应该如何治疗？

专家回复：确实是这样，干燥综合征就是一个容易反反复复发作的病症，如果治疗不规范就更容易复发，所以我们强调这种慢性病的治疗无论是西医还是中医或者中西医结合都要规范。前面我们说过干燥综合征目前在辨证分型上还没有一个统一的标准，但是常见的有以下几种，分述如下：

（1）燥邪犯肺证

症状：口鼻干燥，干咳无痰或痰少黏稠，不易咳出。常伴胸痛、发热头痛、周身不爽等，舌红，苔薄黄而干或舌干，苔薄白，脉细数或浮数。

治法：清燥润肺止咳。

方药：清燥救肺汤加减。桑叶、甘草、人参须、杏仁、枇杷叶、阿胶（烊化）、南沙参、北沙参各10g，火麻仁15g，麦冬、茯苓各20g。

加减：兼有风热表证者，宜疏风润肺，方加桑杏汤。

（2）湿热蕴结证

症状：双手发胀，近端指间关节和掌指关节红肿，胸闷纳差，渴不多饮，溲赤灼热，大便干或坚或黏腻不爽，舌质红，苔黄腻，脉滑数。

治法：清利湿热。

方药：四妙散加减。制苍术、黄柏、牛膝各10g，薏苡仁20g，忍冬藤、萆薢、土茯苓、赤芍各15g，生甘草5g。

加减：伴有腮腺肿胀者，可加夏枯草 15g，穿山甲 10g；若关节红肿甚者可加生石膏 30g。

（3）燥热迫血证

症状：双下肢皮疹隐隐，或连成片，色呈紫红，伴口干舌燥，甚者高热时作，舌红苔薄白，脉细数。

治法：清热凉血，滋阴润燥。

方药：四妙勇安汤加减。金银花 30g，当归、石斛各 20g，牡丹皮 10g，玄参、沙参、麦冬、生甘草各 15g。

（4）气血瘀阻证

症状：腮腺部酸胀，口干咽燥，咽干目涩，头晕目眩，皮肤粗糙，色黯发斑，四肢关节疼痛不利，舌黯少津，或青紫有瘀点，脉细涩。

治法：行气活血化瘀。

方药：桃红四物汤加减。桃仁、川芎、生地黄各 15g，当归、牛膝、赤芍、穿山甲、甘草、桔梗各 10g。

加减：关节畸形，皮肤瘀斑且粗糙者，可加水蛭 6g，䗪虫 10g 等。

（5）阴虚内热证

症状：长期低热缠绵，头晕且痛，面赤、耳鸣，五心烦热，腰酸足软，口干咽燥，大便干燥，舌红、少苔，或光薄，质干，脉细数。

治法：养阴清热，生津润燥。

方药：青蒿鳖甲汤加减。生地黄、鳖甲各 15g，知母、青蒿、石斛、天花粉、牡丹皮、地骨皮、丝瓜络、生甘草各 10g。

加减：口干者加麦冬 15g；多汗者加浮小麦 30g。

（6）肝肾阴虚证

症状：头晕耳鸣，口干目涩，视物模糊，两胁隐痛，爪甲枯萎，失眠盗汗，腰膝酸软，肢体倦怠，舌红，苔少或无苔，脉沉弦或细数。

治法：滋补肝肾，养阴生津。

方药：一贯煎合杞菊地黄丸加减。菊花、生地黄、熟地黄、何首乌、牡丹皮、桑葚各 10g，沙参、麦冬、白芍、山萸肉各 15g。

（7）气阴两虚

症状：面色无华，气短自汗，动则气急，腰膝酸软，口干欲饮，大便干或溏，胃呆纳减，舌淡胖，舌边有齿印、尖红，少苔或苔白，脉细数无力。

治法：益气健脾，滋阴补肾。

方药：补肺汤合生脉散、六味地黄汤加减。生地黄、熟地黄、炒党参、怀山药各 15g，当归、白术、白芍、炙甘草、制首乌、五味子各 10g。

慎用。

知柏地黄丸：功能主治为滋阴降火。用于肝肾阴虚，虚火上炎证。症见：头目昏眩，耳鸣耳聋，虚火牙痛，五心烦热，腰膝酸痛，血淋尿痛，遗精梦泄，骨蒸潮热，盗汗颧红，咽干口燥，舌质红，脉细数等。用法用量：水蜜丸每次 6g，小蜜丸每次 9g，大蜜丸每次 1 丸；每日 2 次。

9. 干燥综合征常用的中成药有哪些？

患者咨询：看到您讲解的各种证候和对上一问题的分析，觉得挺有道理，能够明白一些了，我前面大都是去医院开中药回来自己煎药喝，虽然有效，但是觉得比较麻烦，工作又紧张，喝的时间长了闻到药味就想吐。有医师曾建议我吃中成药，但我又怕效果不好，请问专家：能否讲一下干燥综合征常用的中成药有哪些？请多推荐几种疗效比较好的药品以供选择。

专家回复：多数干燥综合征表现为口干、眼干、皮肤干燥、关节疼痛、白细胞减少、血小板减少等症状，少数会出现肾脏损害，如蛋白尿、肾小管性酸中毒等。根据不同症状可应用不同的中成药。口干、眼干、皮肤干燥可服用灯盏生脉胶囊、六味地黄丸、芪苓益气颗粒、沙参麦门冬颗粒、养阴清肺颗粒等。关节疼痛可用白芍总苷胶囊、肿痛安胶囊、珍宝丸等。白细胞减少、血小板减少可用芪胶升白胶囊、地榆升白片、当归补血口服液、黄芪颗粒、八珍颗粒、补中益气丸、健脾补血颗粒、归脾丸等。肾脏损害可用百令胶囊、金水宝胶囊、肾炎康复片等。

10. 中医针灸、敷贴、推拿、按摩在干燥综合征治疗中有什么意义？

患者咨询：我婆婆患干燥综合征有 1 年了，到许多医院治疗过，最近去中医院，除了服用中药外，医师还给她针灸、按摩、推拿，结束后还在她的疼痛关节处贴敷中药，她觉得这些治疗比较舒服。现在病情好多了，请问专家：中医治疗干燥综合征类似的外治方法有哪些？中医针灸、敷贴、推拿、按摩在干燥综合征治疗中有什么意义？

专家回复：你所说的就是中医具有特色的外治法和理疗，这些治疗方法历史悠久，配合中药治疗会取得独特的疗效。常用的外治法大致如下：

（1）针灸疗法：本疗法是中医学中最常用的一种外治方法。其中"针"是指针刺，是利用各种针具（目前最常用的是毫针）刺激穴位来治病的方法；"灸"是指艾灸，是用艾条或艾绒在穴位上燃灼或熏烫来治病的方法。

（2）中药敷贴疗法：本疗法是民间疗法的精华之一，也是中医学的重要组成部分。中药贴敷的方法很多，有痛点敷药、循经敷贴、穴位外敷等，药物的种类有散剂、硬膏、软膏、浸膏等，此外还有水调、醋调、酒调、油调、蜜制等多种调和方法。中药贴敷与针灸疗法一样，也是以中医经络学说为依据。经络内属脏腑，外络肢节，沟通表里，运行气血。外敷之药通过皮肤渗透经脉，有局部刺激和调节经络的双重作用，可行气血、调阴阳、濡筋骨、利关节、温腠理。通过皮肤吸收的药物有效成分可促进局部血液、淋巴循环及组织代谢，并通过神经体液调节，促进瘀血、炎症的吸收，达到缓解疼痛，消肿散瘀的作用。

（3）拔罐疗法：本疗法是利用罐内的负压，使罐吸着于皮肤而达到治疗作用的方法。常用的拔罐疗法有火罐、竹罐、推罐、刺血拔罐、药罐和针罐等。

（4）穴位注射疗法：在 20 世纪 50 年代至 20 世纪 60 年代，中西医结合工作者根据传统的中医药理论，结合西医学的注射技术，将药物注入人体的经络穴位，治疗各种疑难病症，即创造了穴位注射疗法。此种注射疗法起效快，效果好，简便易行，且药物所需的剂量也小，因而很快在全国范围内推广使用，尤其被广泛使用于治疗风湿类疾病。

（5）小针刀疗法：本疗法是近年研制开发的一种

新疗法。它结合中西医理论和技术，以慢性软组织损伤的新病因病理学说——动态平衡失调学说为理论基础，将针刺疗法的针和手术疗法的刀融为一体，制成尖端部有锋利刀刃的针刺工具——小针刀，作为切割治疗或闭合性小手术的医疗器械。

（6）中药熏蒸疗法：本疗法具有祛风除湿、温经散寒、活血通络等功效。能增加局部血液循环，促进新陈代谢，加速组织再生，增强细胞活力，增强单核巨噬细胞的吞噬功能，减少炎症及代谢产物的堆积，降低神经末梢的兴奋性，提高痛阈，有抗炎、消肿和止痛作用。

常用的理疗有按摩、推拿、牵引、水疗、热敷、蜡疗、沙疗、电疗、光疗等等，不一一列举。

11. 单方验方能治疗干燥综合征吗？

患者咨询：我小姨是一位干燥综合征患者，病史大约 3 年了，一直反复不愈，到多家大医院也没能治好。不断有亲戚朋友四处帮忙打听求得单方验方，都说单方治大病，但是用了几个单方好像也没能解决问题。请问专家：有什么好的单方或验方治疗干燥综合征吗？

专家回复：你小姨的病情反反复复，虽然也到许多家大医院看过，但病情反复很可能是由于你这家看看，那家看看，不好又换到另一家，没能坚持正规的治疗所致。提到单方治大病，这个说法要理性对待。单方或是验方有时候能够治疗一些疾病，但不具有普遍性，这也是你亲戚求得的单方在你小姨身上没能显效的原因。单方一般是一味药或者几味药就能治病的，验方是一些医师长期治疗某种疾病根据经验得出的疗效较好的方子。需要注意，千万不可听信非正式医疗机构的"灵丹妙药"或是所谓的"祖传秘方"。我们在临床中经常会碰到这样的患者，听信广告宣传，长期服用所谓的"祖传秘方"或"灵丹妙药"，一年后出现了肥胖、浮肿，甚至骨质疏松、股骨头坏死等。实际上，所谓的"特效药"中很可能加用了激素类药物。由于未接受正规治疗，反而加速了患者的病情发展。因此，建议患者在寻求中医药治疗时，一定要服用有正式批号的药物。

12. 干燥综合征可以用中西医结合方法治疗吗?

患者咨询：我患干燥综合征有 1 年多了，开始到西医院看，病情是控制了。当初控制病情靠应用激素，后来减下来了，现在还在小剂量维持。前不久去了一家中医院，医师建议我中西医结合治疗，让我用中药，并建议逐渐把激素停掉，我怕停后复发，所以没敢停，也没有吃中药。在这想请问专家：干燥综合征可以用中西医结合方法治疗吗？如何治疗？

专家回复：其实中西医结合治疗很多疾病在日常生活中已是常识。对于这类慢性病，西药长期应用毒副作用较大；单独应用中药，如果是急性期可能控制不了病情。再者中西医药物有各自作用的局限性，中西医结合治疗干燥综合征的主张被广泛认同。在实践中，辨病与辨证相结合、宏观与微观相结合，在本病治疗中尤为重要。目前，风湿病学界对干燥综合征的治疗比较统一的认识是早期诊断、早期发现、尽早联合用药、注意新药物的应用，并加强中西医结合。中西医结合，可扬长避短。值得注意的是，干燥综合征多数继发于类风湿关节炎，少数为原发性干燥综合征，对于关节肿痛症状明显者可选西药以阻止病情发展。早期干燥综合征一经确诊，就应严密制订出治疗计划，这对控制病情极为重要。如果治疗不当，会出现内脏多系统损害。因此普遍主张早期积极治疗以控制病情发展，在患者能耐受的情况下，尽可能快地联合用药。中西医结合疗法能有效地调节机体免疫功能，减轻肝肾损伤，提高疗效，明显减少单纯西药治疗时免疫抑制剂、非甾体抗炎药及激素用量。中药的应用，有助于干燥综合征患者改善功能，有助于激素的减撤，防止反跳现象的发生，有利于稳定病情，减少治疗过程中消化道溃疡、股骨头坏死等并发症的发生。

总之，干燥综合征目前仍是威胁人类身体健康的一种疑难病症，单独依靠任何一种药物尚不能达到理想的治疗效果。应发挥中医学优势，将中医药与西医学有机地结合起来，找到一个在临床上行之有效的方法，以减少患者痛苦，提高患者生存质量。这是医务工作者和患者共同努力的方向。

13. 现代中医治疗干燥综合征的思路如何?

患者咨询：我祖父和父亲都是老家村里有名的中医，也许是受家庭熏陶的缘故，我从小就对中医学有着浓厚的兴趣。工作以后也时常为同事解决点"小问题"，俨然成了单位的"健康顾问"。最近同事陈姐出现口眼干燥，四肢小关节肿胀、疼痛，早上起床后手都不能握拳，稍微一用力就疼得厉害，用热水泡泡以后才能慢慢缓解，吃东西都觉得乏味，稍微干一点的食物就需要用水送服。我估计她可能是得了风湿病，劝她尽快去医院看看。医生初步诊断是干燥综合征，开了激素和止痛药。陈姐结婚后正准备怀小孩，惧怕西药的副作用而不敢吃药，而关节肿胀、疼痛越来越重，看着她十分痛苦的样子，我也挺着急，于是陪她来到中医院看病。中医师一番望闻问切后，除开了中药外，同样也开了激素，并说还要进一步检查，确诊后还可能要用免疫抑制剂。这让我们大为不解，中医师看病也要做化验、检查吗？单用中药不行吗？请问专家：现代中医治疗干燥综合征的思路如何？

　　专家回复：现代中医师审时度势，与时俱进，大多已经是融古贯今的"中西汇通"派。他们在接诊患者时往往有着鲜明的时代特色。一般是分三步走，第一步是根据患者病痛的叙述，综合运用中西医两套诊病方法，辅以必要的化验和检查，初步判断出可能是哪种病，得出一个比较明确诊断，给患者一个明确的"说法"。第二步是根据疾病的种类，病情的阶段，是早期、急性期或慢性期急性发作，或是晚期、缓解期，制订一个合理的治疗方案。如在干燥综合征急性期时，根据中医"急则治其标"理论，不排斥运用西医学的方法。如关节疼痛剧烈难忍时，可先予抗炎止痛药，目的是尽快控制病情，扭转局势，减少损害，缩短病程，使病情向好的方向转化；若出现蛋白尿、皮下出血点、白细胞减少，即给予激素治疗。同时，根据患者病情的寒热虚实，湿热轻重，气血盛衰，结合患者的男女老幼，高矮肥瘦，居住环境及四时气候的情况，即中医的"天人相应"观——因人、因时、因地制宜的辨证论治思想，尽可能准确地判断出目前的证型，制定出具体治疗方法，开出具体方药。第三步是在内服药物基础上，酌情选用外敷、针灸、理疗、熏蒸、药浴等。还要告诉患者关注气候变化，注意饮食，调节情志，劳逸适度等。

这样传统医学与现代医学相结合，辨病与辨证相结合，局部与整体相结合，微观与宏观相结合，扶正与祛邪相结合，医生与患者相结合，形成新的疾病观与治疗思想，最大限度地发挥医生的潜能及患者的主管能动性，运用综合优势，为患者解除病痛。

但是，目前人们存在一个误区，认为到中医院看病就是望闻问切、服中药（汤药），拒服一切西药。这样就有可能使处于急性活动期的较重的干燥综合征患者因惧怕西药的"毒副作用"而贻误最好的治疗时机。社会上一些江湖游医，利欲熏心，广告横飞，凭借所谓"祖传秘方"，吹嘘其可包治风湿病，使不知多少患者盲目轻信，致使病情恶化，最终人财两空。所以，风湿病（含干燥综合征）知识的科普教育工作仍任重道远。

14. 中医治疗干燥综合征的原则是什么？

学生咨询：我是一名在读的中医专业学生。我妈妈3年前确诊为干燥综合征，到许多家医院进行过治疗，每次疼痛的时候，都是用西药。刚开始的时候病情控制得还挺好，但时间久了，胃也出了毛病，时常胃痛，而且有时白细胞也低，转氨酶升高，听说总吃西药会有一些副作用，我想带她看一下中医。请问专家：中医治疗干燥综合征的原则是什么？

专家回复：中医从《黄帝内经》时期就记载了痹证，也就是风湿病。至今对风湿病的认识也有两千多年了，经过历代医家不断地补充、完善已经形成了一套完整的理论体系。在治疗原则上主要是扶正祛邪、标本缓急、正治反治、三因制宜、宣散疏通、既病防变、综合治疗。具体就是：

（1）扶正祛邪：主要用于正气虚，一般缓解期以此疗法为主。运用补益正气的药物或其他方法以扶助正气、增强体质、提高机体的抗病能力，达到祛邪除病、恢复健康的目的，如采用一些补气、补血、养阴、润肺、补脾益胃、补益肝肾的方法。祛邪，主要用于邪气较盛之时，也就是活动期。根据邪气性质不同及其所侵犯人体部位的不同，选用相应的方法，如运用宣散邪气的药物或其他治疗方法（如针灸、推拿等）。

（2）标本缓急：本就是主要矛盾，标就是次要矛盾。"治病求其本"也就是导致疾病的主要病因病机是什么，我们就针对其治疗，如热毒之邪侵袭肢体关节，会出现关节红肿热痛，我们就会运用清热解毒、凉血通络的药物治疗。待症状缓解后，再采用补气养血等扶正的方法治疗其本。

（3）正治反治：所谓正治，就是辨别疾病病变本质的寒热虚实，然后分别采用"寒者热之""热者寒之"等方法治疗，患者体虚的就用补法，患者邪盛的，就用泻法。反治，有时疾病所表现的症状与证候的本质不相符，顺其疾病的假象来治疗。采用"塞因塞用""热因热用""寒因寒用"等方法，其实也是一种治本的方法。

（4）三因制宜：主要就是因地制宜、因时制宜、因人制宜。因为风湿病的发病与气候、环境、人的体质关系比较密切。如春夏季节，人体的腠理比较疏松，易出汗，用药就少用一些发散的药物，以防阳气耗散。由于南方气候比较湿热，所以在治疗上慎用热性药物。男女老少由于体质不同用药也不同，这也体现了中医灵活用药的一个方面。

（5）宣散疏通：对于干燥综合征气滞血瘀的分型，可用疏通气血的方法治疗，使经络气血通畅，阴津输布诸窍，关节疼痛、口干、眼干等症状缓解，达到治疗目的。

（6）既病防变：干燥综合征是很复杂的疾病，除了口干、眼干、关节疼痛，还会有脏腑的损伤，从而使病情越来越重，治疗也越来越困难。因此掌握其发生发展规律及传变途径，进行有效治疗，控制传变，就显得十分重要。通过补益脏腑、扶助正气等方法提高机体的抵抗能力，使疾病不发生传变。

（7）综合治疗：干燥综合征是一个比较复杂的疾

病，我们一般都会采用综合治疗的方法。运用中西药、针灸治疗配以饮食疗法等，在临床上取得了很好的疗效。

15. 干燥综合征患者能吃虫类药吗?

患者咨询: 我婆婆几年前被确诊为干燥综合征，一直服用激素和免疫抑制剂，疼痛严重的时候还会服用止痛药，但听说西药服多了对肝肾、胃肠都不好。她的朋友建议她吃一些蝎子、蛇之类的药，又叫她拿来泡酒喝，说对干燥综合征关节痛有很好效果，还能治疗口眼干燥。我看着觉得挺吓人的，也怕她吃出问题来。请问专家:干燥综合征患者能吃虫类药吗?

专家回复: 你问的问题很好。蝎子、蛇类、蜈蚣等药物是我们中医治疗风湿类疾病的常用药物。干燥综合征是一个比较复杂的疾病，在中医看来，总属正虚邪实，素体阴虚，燥、湿、热侵袭，消灼津液，导致口眼清窍失养，经脉气血痹阻而发本病。病久瘀血阻络，血脉不通，累及皮肤黏膜，肌肉关节，深至脏腑。

虫类药往往都具有钻透剔邪、搜风通络、消肿定痛的作用，对风湿病的治疗有很好的临床疗效。如全蝎、蜈蚣、穿山甲、白花蛇、土鳖虫、地龙、水蛭等善走窜、搜剔通络止痛之品，使气血流通，营卫调和，络脉通利，风湿顽痹所致关节拘挛、肿胀得以明显缓解。而现代药理研究也表明这类药物大多数有镇痛、镇静作用，对血小板聚集有明显抑制作用，能降低血液黏度，抵制血栓形成。但本类药物大多数辛温有毒，易伤津耗液，干燥综合征患者不宜久用，可短期应用，中病即止。

值得注意的是虫类药大多有毒，虫类药必须是正规、合格厂家或者正规医疗机构生产的，并需在专业人士指导下使用，不建议自己服药，更不建议自己泡药酒服用。

16. 中医药治疗干燥综合征临床效果怎么样?

患者咨询：我是一名干燥综合征患者，病史已经有 8 年了。在这期间一直采用西药治疗，西药吃多了有好多副作用，想寻求中医治疗。许多广告上都会说中医中药对风湿病能根治，我有些怀疑。得病多年，对这个病也有了一些了解，我想请问专家：中医药治疗干燥综合征临床效果怎么样?

专家回复：你的问题问得很好，由于现在虚假广告比较多，许多病友容易上当受骗，延误病情，还会对中医中药治疗疾病产生怀疑。实际上，中医中药治疗各类风湿病已经有数千年历史，积累了许多行之有效的方法，经辨证论治，能达到改善体质，调整全身机能的效果，有利于病情稳定、症状缓解。

目前，对于干燥综合征，无论中药或西药治疗均可以减轻症状，缓解病情，但不能解决干燥综合征的病因问题，故对干燥综合征尚不能根治。现在我们一般采用中西医结合的方法治疗干燥综合征，中医强调整体观、辨证观，能从整体上把握人体阴阳气血平衡，调控人体免疫状态，其方法灵活多变，中西医结合可以达到优势互补、取长补短效果。其优势在于：①在该病的急性期，西药能及时有效地控制和缓解症状，中医可从辨证论治角度出发，调整机体功能以减轻西药的不良反应，同时增加和稳固疗效。②在该病慢性期，对大部分西药的敏感性均不同程度地降低，中医的整体观和辨证论治可针对个体差异使用不同方药，佐以针灸、按摩、药浴、外敷、食疗以及功能锻炼等综合治疗，提高临床疗效。

17. 干燥综合征能用针灸治疗吗？

患者咨询： 我妈妈得干燥综合征已经有 7 年了，服用了好多中药、西药，但病情总是时好时坏。有时关节会痛得很厉害，有时会疲乏无力，口干、眼干，一些朋友建议我妈妈针灸治疗一下。请问专家：我妈妈的干燥综合征能用针灸治疗吗？

专家回复： 干燥综合征在中医学被归为"燥

痹""燥证""虚劳"等，属于风湿类疾病范畴，针灸治疗风湿类疾病自古就有，《黄帝内经》就记载了针灸治疗痹证的原则、针具、方法等多方面内容。

近代以来，针灸治疗干燥综合征的研究得到了飞速发展，总的治疗方法不外根据"整体观念，辨证论治"之理论，四诊合参，辨证求因，巧妙配穴，施以适当手法以调血脉、通经络、和阴阳、激发自身潜能，使疼痛减轻、症状消失、功能恢复。由于干燥综合征是一个长期反复发作性疾病，在临床上多疗法并用有利于减轻患者的痛苦，控制病情发展。常用的针灸治疗方法如下。

主穴：太溪、三阴交、关元；配穴：肾俞、命门。

加减：咽干目涩者加睛明、攒竹、丝竹空、太冲；口干唇燥者加血海、阴陵泉；阴道干涩者加气海、曲骨。

手法：主穴和配穴均用补法，睛明、攒竹、丝竹空用平补平泻法，太冲用泻法，血海、阴陵泉用补法，气海、曲骨用补法。上法隔天针1次，10次为1疗程。

你母亲可以用针灸与药物相配合治疗，这样对控制病情和减轻疼痛都会很有帮助的。

18. 治疗干燥综合征的中药有副作用吗?

患者咨询: 我是一名干燥综合征患者,得病7~8年了,也用了好多西药,病情控制得不算理想,而且有许多副作用,胃痛,白细胞减少。听亲戚说吃中药没有副作用,我想请问专家:治疗干燥综合征的中药有副作用吗?

专家回复: 你这问题确实是临床中经常被问到的。以前我们看过好多大肆宣扬"中药没有不良反应""纯天然药物没有毒副反应"的炒作,这些炒作是出于商业目的,误导广大患者。其实,"是药三分毒",中药也有不良反应,只是中药的不良反应比西药的不良反应少而且也比较轻。事物总是具有两面性,中药也不例外,既有促进健康的正面效应——疗效,也有妨害健康的负面效应——不良反应。

其实早在《本草纲目》中,就记述了关于中药的"毒性",它泛指"药物的偏性",这就是所谓"是药三分毒"之说。毒有狭义与广义之说。若单从毒即指药物对人体伤害的狭义角度看,中药中所谓有毒和无毒,是从药物对人体是否造成伤害来说的。凡有毒者,均表明药会对人体有毒害作用,特别是在不合理应用情况下更是如此,而未标有毒者,则说明该药对人体伤害较小或根本不会伤害人体。从广义角度讲,药物的有毒与无毒除表示对人体造成伤害外,还表示对人体治疗作用的强弱。一般来说，有毒者力强，无毒者力弱。我们现在所说的毒药是指具有一定毒害性，安全度小，对人体容易引起中毒反应的药物。众所周知，中药中有"十八反、十九畏"之说，即指中药之间的配伍禁忌。实际上有毒无毒只是个相对概念，只要用药合理，注意对引起不良反应的各个环节加以控制，是可以减少中毒反应发生的。

由于干燥综合征是一种慢性病，往往需要长时间服用药物。有些病友就有病乱投医，或是自己听说这个药治疗干燥综合征效果好就买来吃，认为使用中成药不用辨证，也不需要辨证，因而出现不良反应，或疗效不好，或无效。还有长期使用某单味中药、复方或中成药，尤其是一些不明成分的药物，可能会出现一些不良反应，也就是副作用。像干燥综合征这样需要长期服用药物的患者，更要注重用药的规范性，一定要在医生的指导下用药。

19. 中药治疗干燥综合征有免疫调节作用吗?

患者咨询： 请问医生，我母亲是一名干燥综合征患者，已经患病 6 年了，听了您的讲解，知道干燥综合征是一种风湿免疫性疾病，西医的治疗上会用一些免疫抑制剂。我母亲比较信中医，经常会服用一些中药。我想请问专家：中药治疗干燥综合征有免疫调节的作用吗?

专家回复:你问的这个问题也是许多干燥综合征患者比较关心的问题。中医学认为机体健康状态的维持,正常生理功能的发挥,关键在于阴阳的平衡,疾病的发生归结于阴阳平衡的失调,阴或阳太过、不及都是机体处于病理状态的表现。这种正邪的消长,又与机体的免疫功能密切相关。干燥综合征这个疾病属于中医"本虚标实"的范畴。"实"是由于病因的刺激太强,机体某些方面反应力呈现亢进的状态,即"邪盛则实"。炎症、超敏反应、自身免疫病等疾病过程的发生,其机制应属于"邪盛"而致的机体免疫功能"太过",即"实"的范畴。

中药多为天然药物,药性比较温和,不良反应少。在协调机体整体平衡、增强机体抗病能力方面具有独特的药效。现代药理研究已发现,雷公藤、青蒿素、苏木、人参、黄芪、灵芝、枸杞子、板蓝根、金银花、川芎等200多种中药均有良好的免疫调节作用,可调节机体免疫功能的各环节。一些具有滋阴补阳、补益气血、滋补肝肾、益气健脾的中药名方,如六味地黄丸、四君子汤、金匮肾气丸、生脉散、理中丸等均可逆转环磷酰胺引起的骨髓及胸腺细胞增殖抑制,使细胞增殖活性达正常水平或增强免疫抑制作用。

目前常用的免疫抑制剂均为非特异性的,所以存在缺点和局限，如易发感染和各种肿瘤。中药免疫抑制剂与之相比，具有以下优点：成分多样化，药理作用广泛复合，不少中药对免疫具有双向调节作用。副作用少而轻，有的虽有，但减量或停药以后可消失。与其他免疫抑制剂合用，能提高疗效，减少副作用，无依赖性。

20. 中医治疗干燥综合征具体的治法都有哪些呢？

患者咨询： 我是一名干燥综合征患者，得这个病有 5～6 年了，平时喜欢看一些医书，听了您的讲解，对这个病有了更深刻的了解。我想请问专家：中医治疗干燥综合征具体的治法都有哪些呢？

专家回复： 在中医看来，干燥综合征主要是由于先天禀赋不足，加上后天因素（情志所伤、劳倦过度、久病失治、年老等），或六淫外邪（风、寒、暑、湿、燥、火）侵袭所引起的一种以口眼鼻干燥为主的疾病。由于六淫外邪是疾病的外因，所以应用祛风、散寒、祛暑、除湿、润燥、清热等法是此病的常用祛邪方法。由于先天禀赋及后天失养所致正气虚损是引起本病的内在因素，因此，和营卫、健脾胃、养气血、补肝肾等是本病的常用扶正方法。中医治病讲究的是阴阳平衡，两千多年前的《黄帝内经》早有阐述："阴平阳秘，精神乃治。"故在治病的过程中常常根据患者的不同临床表现而施用不同的治疗大法，阴虚者滋阴，阳亢者潜阳，夹热者佐以清热，偏寒者用温法等。由于此病得病时间都比较长，患者气血循行不畅，而致"血停为瘀""湿凝为痰"，痰瘀互结，阻闭经络，常入筋骨，缠绵难愈，因而化痰软坚、活血化瘀也是常用的方法。

21. 中医治疗干燥综合征需要补肾吗？

患者咨询：医生，你好！我得干燥综合征已经7～8年了，病情控制得还算稳定。得病多年，自己也看了不少治疗干燥综合征方面的书籍，这期间也服过好多中药，我注意到一些中医在治疗我这个病的处方中除了有治疗风湿的一些药以外，还会加上一些补肾的中药。请问专家：中医治疗干燥综合征需要补肾吗？

专家回复：你这个问题就比较偏于我们学术上的问题了。干燥综合征患者病程久时会出现肾脏损害，以远端肾小管损害常见，近端肾小管和肾小球损害亦有。肾小管损害会出现低血钾、肾性尿崩、尿内 $\beta2$ 微球蛋白增多、氨基酸尿等。肾小球损害会出现蛋白尿。中医学认为肾主骨，肾藏精，精生髓，骨的生长发育有赖于骨髓的充盈及其所提供的营养。"人身之机动，全乃一身之肾气"，尤其是女子，体阴而用阳，40岁以上天癸渐竭，精血亏虚，阴液不足，多因阴虚内热而伤津耗液，导致口眼清窍失养，经脉气血痹阻而多发本病。且病久易伤肾，这种情况下当以"补肾培元，养阴育液"为法。很多干燥综合征患者往往合并类风湿关节炎，出现关节肿痛畸形。肾又有"其充在骨""肾生骨髓""肾主身之骨髓"的论述。骨髓居骨中，骨赖骨髓的充养。肾精充足，则骨髓化生有源，骨骼得以滋养而强劲坚固有力；若肾精亏损，肾髓化源枯竭，骨骼失养，则骨质疏松，肌肉酸软无力，以致关节拘挛屈曲强直畸形，终因筋伤骨损而成残废。同样，我们也要采用"滋补肝肾，养精益血"的方法治疗。如你所述，罹患干燥综合征病史7~8年了，根据笔者的临床经验，绝大多数会有肝肾亏损的症状，如神疲乏力、腰膝酸软、夜寐梦多、失眠易惊等。医生综合了你的症状体征，在西药治疗的同时，服中药治疗，根据辨证分型，肝肾阴虚患者可服用滋肾阴药物，如生地黄、熟地黄、山茱萸、枸杞子、女贞子等。阳虚津凝患者可服补肾阳药物，如杜仲、菟丝子、仙茅、淫羊藿、巴戟天等。服用补肾药物可减轻肾小球、肾小管损害的某些症状，处方里加入滋补肝肾的药物综合治疗是非常明智的。

22. 中医的外治法有哪些?

患者咨询:我婆婆得干燥综合征有 10 多年了,一开始用中西医结合的治疗方法,后来婆婆觉得西药副作用很大,看了老中医以后就把西药停了。之后我们去医院复查,医生说婆婆的病情控制得还算可以,症状也比较轻。因此我们还是比较相信中医的。最近婆婆眼干比较反复,医生给开的眼药水都是西药制剂。请问专家:有中药眼药水吗?中医的外治法有哪些?

专家回复:临床上治疗干燥综合征,我们往往采用中西医结合的方法。西医的部分请参考第四章"西医疗法"部分;中医治疗本病,方法有很多,内治、外治、针灸、推拿、按摩、药浴、食疗等。但是总的来讲,中医讲究的是辨证论治,除口服中草药外,针对眼睛干涩,我们还会建议患者滴眼药水,如熊胆黄芩滴眼液具有清热去火、疏肝明目的作用。对合并关节肿痛的患者,可予双柏散、寒痹散、消肿止痛膏等外敷,以减轻关节肿痛,促进痊愈。针对那些皮肤干燥者,根据患者的病症辨证论治,处以方药煎水洗浴,如金银花、大青叶、紫花地丁、蒲公英、沙参、麦冬、防风、蝉蜕、僵蚕等。

23. 能不能服用清热中药和凉茶?

患者咨询: 我得干燥综合征有 5 年了, 经常会感觉到口干眼干, 家里人说我有 "热气", 让我煮凉茶喝。我们广东人喜欢喝凉茶, 一有不舒服喝些凉茶就会减轻。请问专家: 干燥综合征能不能服用有清热作用的中药和凉茶?

专家回复: 门诊经常会遇到患者问这类的问题, 到底能不能喝凉茶, 这个要区别对待。疾病初期, 也就是发病的 2 年之内, 患者正气盛, 湿热等邪气亦盛, 此时服用凉茶及清热药物, 对疾病有好处。可服用清热泻火、滋阴润燥的药物, 如知母、芦根、天花粉、竹叶、栀子、金银花、大青叶、板蓝根等。但此类药物苦寒易伤阴, 不能经常服用, 需要时服用, 症状好转即停药, 不能当作茶饮料服用。若是疾病中晚期, 即病程 5 年以上, 此时患者体质较差, 正气虚, 不能服用寒凉之品, 清热药与凉茶都不宜服用, 以免阴津更伤, 加重症状。此时可服养阴药物, 如麦冬、沙参、玉竹等。

24. 干燥综合征能不能服用养阴中药?

患者咨询: 我外婆得干燥综合征 1 年多了, 口干很严重, 每天喝很多水, 牙齿大部分都崩了, 眼睛也很干，看东西看不清楚，经常要点眼药水。吃了很多西药，效果都不太明显，听朋友说吃养阴的中药有效。请问专家：干燥综合征能不能服用养阴中药？

专家回复：干燥综合征患者由于阴津亏虚，清窍失养，口腔、眼睛、皮肤、阴道等干涩难忍。从西医来讲，干燥综合征患者口眼干燥、疼痛主要与患者的泪腺和唾液腺炎症、萎缩、自身抗体产生有关。眼球干燥症状有三种不同的原因：一是由于干燥综合征患者的性激素减少，睑板腺分泌脂质的功能出现障碍以致眼球表面不能形成一薄层脂质膜，使眼泪水分容易蒸发，从而削弱了对眼球的保护作用；二是因为泪腺受损，眼泪分泌减少，不能保持正常的湿润而引起眼球干燥；三是因为角膜上皮细胞受损，导致黏液分泌减少而引起眼球干燥。唾液腺受损而分泌唾液减少，出现唾液腺肿大，口腔黏膜烧灼感，猖獗齿，唇口角干裂等症状。养阴中药能补阴、滋液、润燥，可养阴清肺，益胃生津，清心除烦，养阴润燥，生津止渴，补肝肾阴，明目润燥。常用药物有沙参、百合、麦冬、天冬、玉竹、石斛、黄精、枸杞子、女贞子等。长期服用养阴润燥药可缓解口干、眼干、皮肤干燥的症状，但也要注意配伍，因养阴药性偏凉，甘寒滋腻，易伤脾胃。

25. 干燥综合征能不能服用补气中药?

患者咨询: 我母亲得干燥综合征 4 年多了,最近口干眼干,全身疲乏无力,关节酸痛。吃了很多西药,还是感觉很累,看到网上资料说吃补气的中药对这个病有好处。请问专家:干燥综合征能不能服用补气中药?

专家回复: 干燥综合征患者病久体虚,多数患者出现全身疲乏无力的症状,体虚的同时亦会加重病情,会出现血小板减少、白细胞减少、关节疼痛、口干眼干皮肤干,甚至出现肝脏损害、肾脏损害等症状。在应用免疫抑制剂的同时,还可用中药治疗,特别是补气的中药,能补益脏腑之气,对脾、肺气虚的疗效最为显著。脾主运化,为后天之本,气血生化之源,脾气虚则神疲乏力,甚至出现血小板减少、白细胞减少、蛋白尿等。肺司呼吸,主一身之气,肺气虚则少气懒言、语音低微、易出虚汗、口干眼干皮肤干、血小板减少、白细胞减少等。应用补气药可治疗上述症状。常用药物有人参、西洋参、党参、太子参、黄芪、白术等。但应注意的是补气药易伤阴,不宜长期应用,症状缓解后即可停用。

26. 干燥综合征能不能服用补血中药?

患者咨询: 我奶奶因感觉全身疲乏无力、口干眼干到市里大医院看病,经过验血检查后医生说得了干燥综合征,而且有贫血,白细胞减少,开了一堆西药让我奶奶吃。我姑姑说贫血得吃补血中药,对身体较好,买了阿胶给我奶奶吃。请问专家:干燥综合征能不能服用补血中药?

专家回复: 干燥综合征患者经常会有贫血、血小板减少、白细胞减少等症状出现,中国人比较喜欢服中药,而且中药对上述症状的疗效很好。补血中药能滋养肝肾,养心补脾,补血补阴,可用于血虚所致疲乏无力、面色萎黄、唇甲苍白、眩晕耳鸣、心悸怔忡、失眠健忘、贫血、血小板减少、白细胞减少等,对肝脏损害、肾脏损害亦有效。你奶奶可以吃补血中药,但要记得找医生看看舌脉,辨证用药,才能安全有效。常用补血中药有当归、熟地黄、白芍、何首乌、阿胶、龙眼肉、大枣等。注意补血药多滋腻碍胃,若消化功能不好,不能多吃,可配伍健脾消食药。

27. 干燥综合征能不能服用"固元膏"?

患者咨询: 我婆婆得干燥综合征 5 年了,现在病情基本稳定，口干眼干比刚开始轻多了，也没有关节疼痛，有时疲劳，手足怕冷，有人介绍她吃固元膏。请问专家：干燥综合征能不能服用"固元膏"？

专家回复：固元膏时下很流行，现在有许多患者及其家属问这个问题。据我所知固元膏的组成成分为：阿胶、核桃仁、黑芝麻、黄酒、冰糖等。阿胶、黑芝麻补血，核桃仁补肾，黄酒性燥热，除风寒，本方总的来讲偏温燥。干燥综合征患者病程久时会出现阳虚津凝证，如口眼干燥、体倦神疲，少气懒言，手足畏冷，心悸水肿，舌胖大有齿痕，脉迟缓等，此时可服固元膏。若出现阴虚内热证，口燥咽干，手足心热，心烦失眠，舌红少苔干裂，脉细数等，就不适合吃固元膏。最好让中医大夫看看你婆婆病情，再判断是否适合吃。

第六章

饮食疗法

干燥综合征患者常因口干、吞咽困难、消化系统及肾脏等多脏器受累、常年服药等因素，脾胃受到一定影响，造成摄入的营养及能量不能满足机体的需要，使病情进一步发展。建议日常饮食调养注意下面几点：①不要刻意拒绝这样或那样的食物，摄入平衡的膳食，保证营养的全面、合理。保持体重在正常范围内。②多喝开水，多吃青菜水果。③多吃滋阴清热生津的食物。口舌干燥者可常含话梅、藏青果等。④戒烟酒，尽量避免食用咖啡、油炸物、辛辣刺激物，不吃过咸的食物。

1. 干燥综合征患者的饮食原则有哪些？

患者咨询：我因经常出现口干、眼干去医院看病，最近被诊断为原发性干燥综合征，目前在服用羟氯喹片。除服用药物外，我想请问专家：患上此病之后，饮食上应该遵循的原则有哪些？

专家回复：干燥综合征患者应遵循的饮食原则有

下列七条。①保证足够的水分摄入，每日的饮水量应达到 2 000 ~ 2 400ml。②戒烟、戒酒。③避免服用引起口干的药物，如 α 受体阻滞剂、β 受体阻滞剂、抗抑郁药、扑尔敏（马来酸氯苯那敏）、阿托品等。④避免进食辛辣、香燥、温热之品，如酒、茶、咖啡、各类油炸食物、羊肉、狗肉、鹿肉、鹿茸、肉桂，以及姜、葱、蒜、辣椒、胡椒、花椒、茴香等，以防助燥伤津，加重病情。⑤多吃滋阴清热生津的食物，如鲜藕、丝瓜、芹菜、红梗菜、黄花菜、枸杞头、淡菜、甲鱼、西瓜、香蕉、鲜梨等。⑥口舌干燥者可以常含话梅、藏青果等，或常饮酸梅汁、柠檬汁等生津解渴饮料。⑦保持口腔清洁，勤漱口，减少龋齿和口腔继发感染。

干燥综合征患者相对病程较长，在正确对待饮食宜忌的同时，不可忌口太严，如忌口太严，长年累月，反而影响营养的吸收，于病情不利。总之，干燥综合征患者饮食要清淡，平时多喝水，多吃水果蔬菜，保证充足营养。

2. 干燥综合征患者口干应在饮食上如何调养？

患者咨询：我妈妈患上干燥综合征已经有 5 年了，现在口干越来越明显，每天喝很多水也不能减轻症状。除了药物，我想请问专家：哪些食物可以缓解口干的症状？

专家回复： 80% 的干燥综合征患者因唾液分泌减少而自觉口干，舌干痛，有口臭，甚至丧失味觉。观察舌头，往往发现舌面光滑无苔，舌体发红。此时患者可以按照自己的喜好采用下列食物来调理：

竹叶石膏粥：鲜竹叶 15g，生石膏 40g，麦冬 20g，粳米 100g，砂糖适量。先将前三味药水煎，取药液，再用药液煮粳米成粥，食时加砂糖即可。

沙参藕粉：藕粉 2 匙，冰糖、生地黄各 5g，沙参、麦冬、桑叶各 10g。先将后四味药材水煎煮 30min，取过滤液，放入冰糖与藕粉调成稀糊状食用。如果能经常食用到西湖的藕粉，那味道更加独特。在古代，西湖藕粉还作为"贡粉"进入皇室。

3. 干燥综合征患者眼干应在饮食上如何调养？

患者咨询： 我老婆是一名干燥综合征患者，病史已经有 10 年了，现在眼干越来越明显，每天需要滴多次的人工泪液。我看她真的很难受。我想请问专家：除了药物，哪些食物可以缓解眼干的症状？

专家回复： 干燥综合征患者泪腺分泌功能下降，会导致干燥性角结膜炎，临床表现为眼干涩、痒痛、畏光、烧灼感、异物感或眼前幕布状遮蔽感、眼疲乏或视力下降、泪少，伤心时流不出眼泪。此时可采用下列饮食来调理：

枸杞炖银耳：枸杞子 5g，银耳 10g，杭菊 3g，冰糖 100g，鸡蛋少许。先将银耳用热水泡胀，洗净，与枸杞、杭菊待用。砂锅内放入清汤旺火烧沸，打入蛋清，放入冰糖，再放入银耳和枸杞，稍炖后撒入杭菊即可食用。

也可以只饮用菊花茶，因为菊花里含有丰富的维生素 A，是维护眼睛健康的重要物质。杭州出的"杭白菊"，虽然祛火效果不如河南怀庆府的"怀菊花"，但如果不是中医认为你"火"比较盛，则建议您饮用，它可以起到护目去火的作用，还具有独特的清香之质，令人回味。

枸杞红枣汤也不错。因为枸杞子性味甘平，能补肾益精，养肝明目。而大枣甘平，能补血，对于阴血不足的口干、眼干均有疗效。两药合用，红橙相间，酸甜可口，如果还觉得甜味不够，则可加入冰糖调之。要说哪里的枸杞质量为最佳，大家都认为宁夏应该排行老大。

至于民间常提到的菊花肝糕，由于其主料是猪肝，并不十分提倡食用。因为猪肝胆固醇含量比较高，对伴有心血管病变的患者无益。

4. 干燥综合征患者鼻腔干燥、皮肤干燥应如何饮食？

患者咨询： 我是一位干燥综合征患者，病史已经有 15 年了，除了口干、眼干，近 1 年出现鼻腔干燥和皮肤干燥，医生建议我用生理盐水滴鼻以减轻鼻腔干燥，用润肤剂以减轻皮肤干燥。我想请问专家：有哪些食物可以缓解鼻腔和皮肤干燥的症状？

专家回复： 干燥综合征除累及泪腺、唾液腺外，还经常累及其他外分泌腺。当累及鼻黏膜腺体时，表现为鼻腔干燥、鼻痂、鼻衄和嗅觉灵敏度下降。累及皮肤汗腺时，表现为皮肤干燥、瘙痒甚至萎缩。此时可以用下列食物调理：

百合梨汤：大雪花梨 1 个，百合、麦冬各 10g，胖大海 5 枚。将梨洗净切成菱形块，与三药加水同煮，待梨八成熟时放入适量冰糖，取汤食用。

桂圆膏：龙眼肉 100g，黑芝麻 40g，桑椹 50g，玉竹 30g。均用水浸泡 1 小时，上火水煎煮，提取药液，小火浓缩至稠如膏时，加蜂蜜 1 倍，停火置冷。每次服食取 1 ~ 2 匙，以沸水冲化。具有养血补虚，滋养肝肾之功效。

5. 干燥综合征患者的食疗方法有哪些?

患者咨询：我们两姐妹是广东人，也都是干燥综合征的患者，平常喜欢煲汤和煲粥，如果食疗对我们有帮助，那就是一举两得的事了，但听医师讲，煲汤和煲粥也讲究因人而异，所以想请问专家：干燥综合征患者具体的食疗方法有哪些?

专家回复：按照中医的理论，干燥综合征属中医的"阴虚"范畴，如果您已经经过了中医医师的望、闻、问、切，那么根据中医的辨证分型，来进行饮食调理，则对证性更强。

（1）脾胃阴虚型：脾胃阴虚型的患者，往往表现为胃痛隐隐，口干咽燥，口渴，舌质干裂，咀嚼和吞咽困难，口臭、龋齿，大便干燥，小便短黄，脉多弦细。此时应当以养阴益胃为治，可选用：

白鸭冬瓜瘦肉汤：白鸭 1 只，冬瓜 200g，瘦肉 150g，海参 50g，食盐、味精各适量，荷叶 1 张。以上诸料与荷叶同放锅中，加清水适量炖至鸭肉烂熟后，食盐、味精调服。

石斛粥：石斛 15g，大米 100g，白糖适量。石斛加清水适量，水煎取汁，加大米煮粥，待熟时调入白糖，再煮一二沸即成，每日 1 剂。

鹅肉沙竹汤：肥鹅 1 只，北沙参、玉竹各 12g，山药 15g，瘦猪肉 200g，食盐、姜末、味精、葱花各适量。药物布包，与鹅、猪肉一起加清水适量，同煮沸后，食盐、姜末调味，待熟后，去药包，调入味精、葱花适量服食。

乌鸡汁粥：乌鸡 1 只，大米适量，大枣 5 枚。乌鸡加水适量，煮沸后，再煮 1 小时左右，去渣取汁，加大枣、大米适量，煮为稀粥服食，早晚各 1 剂。

鸭汁粥：雄鸭 1 只，大米适量，大枣 5 枚。雄鸭加水适量煮沸后，再煮 1 小时左右，去渣取汁，加枣米适量煮为稀粥服食。早晚各 1 剂。

（2）肺阴虚型：肺阴虚型的患者，主要表现为干咳无痰，痰少而黏，声音发哑，出汗减少，甚至无汗。若虚火上炎，伤及肺络，还可出现午后潮热，手足心热，当以滋阴清热，润肺止咳为治，可选用：

百合粥：百合 30g，大米 50g，冰糖适量。百合、大米同放锅中，加清水适量，煮至粥熟时，调入捣碎的冰糖，再煮一二沸服食，每日 1 剂。

无花果杏仁雪梨糊：无花果 5 个，北杏仁 15g，雪梨 1 个，山药粉、白糖各适量。北杏仁用开水浸泡后去皮，雪梨去皮洗净、切细，同无花果等共捣烂如泥，而后加入山药粉、白糖及清水适量调成糊状，倒入沸水锅内煮熟即成。

苹果蜂蜜饮：苹果 500g，胡萝卜 300g，枸杞叶100g，蜂蜜适量。苹果去皮核，洗净；胡萝卜去皮、洗净；枸杞叶洗净，三者同放入果汁机内绞取汁液，

再加冷开水适量，与蜂蜜调匀饮服，每次 30 ~
50ml，每日 3 次。

冬贝百合：麦冬、川贝各 10g，百合 20g，猪肺
500g，生姜 3 片，食盐、味精、葱花适量。将猪肺、
生姜与前三味药布包，加水同炖至猪肺烂熟后，去药
包，加食盐、味精、葱花等调味服食。

秋梨燕窝：秋梨 1 个，燕窝、冰糖各 3g。将秋
梨去核，燕窝泡软，冰糖捶碎，将燕窝、冰糖二者同
纳入梨心中，蒸熟，早晚各服食 1 次。

（3）肝肾阴虚型：肝肾阴虚型的患者，主要表现
为头晕，耳鸣健忘，牙龈萎缩，眼目干燥，急躁易
怒，失眠多梦，五心烦热，咽干颧红，腰膝酸软，甚
或遗精，女子阴道干涩，外阴萎缩，大便干结，舌红
苔少，脉细数。当以滋补肝肾，育阴清热为治，可
选用：

芹菜大枣汤：鲜芹菜（下部茎段）30g，大枣 10
枚。将芹菜洗净，切段，大枣去核，加水煮沸后，分
2 次饮服，每日 1 剂。

二桃滋阴汤：核桃仁 50g，樱桃 10g，荸荠 30g，
蜜瓜、蜜枣各 15g，鸡蛋 4 个，面粉、素油、白糖、
食盐各适量。核桃仁炸酥，与去皮的荸荠、蜜瓜、蜜
枣同剁为泥，纳入鸡蛋及面粉适量拌匀，锅中放素油
烧热后，倒入蛋泥浆，翻炒，再纳入白糖及清水适
量，加樱桃，煮沸后食盐调味服食。

杞子鱼胶汤：枸杞子 10g，鱼胶 15g，红糖适量。将枸杞子加清水适量煮沸后，纳入捣碎之鱼胶，烊化，煮沸后，纳入红糖调味服食，每日 1 剂，连续 3 ~ 5 天。

胡桃首乌炖猪脑：胡桃仁、何首乌各 15g，天麻 6g，猪脑 1 个，调味品适量。将天麻切片，首乌布包，猪脑去筋膜备用。锅中放清水，入天麻、胡桃、何首乌，文火炖沸后，下猪脑，煮至猪脑熟，去药包，加调味品服食。

银杞鸡肝汤：鸡肝 1 个，水发银耳 15g，枸杞子 5g，茉莉花 24 朵，湿淀粉、料酒、姜汁、食盐、味精、鸡汤各适量。将鸡肝洗净，切片，放入碗中，加湿淀粉、料酒、姜汁、食盐拌匀备用。将枸杞子、银耳、茉莉花洗净，锅中放鸡汤适量煮沸后，加入料酒、姜汁、盐和味精煮沸，下银耳、鸡肝、枸杞子烧沸，煮至鸡肝熟后，纳入茉莉花，装碗即可。

（4）心阴不足型：心阴不足型的患者，主要表现为心悸怔忡，疲乏无力，失眠多梦，五心烦热，潮热盗汗，面色淡白无华，舌红苔薄，脉结代而细。当以补气养阴为治，可选用：

龙杞鸽蛋汤：鸽蛋 2 个，龙眼肉、枸杞子、五味子、莲子、大枣各 15g，白糖适量。将鸽蛋煮熟去壳，同诸药共放碗中，加清水适量，蒸熟，白糖调味服食，每日 1 剂。

龙眼洋参饮：龙眼肉 30g，西洋参 6g，白糖少许。将龙眼肉、西洋参、白糖同放入盆内，加清水少许，置锅中，隔水蒸 40～50min 即成，每日睡前温服 1 小杯。

姜枣龙眼：鲜姜汁 100g，大枣、龙眼、蜂蜜各 250g。将大枣、龙眼肉加水煮至七成熟时，加鲜姜汁、蜂蜜，续烧至沸，候凉装瓶，每次服 3～5 粒，每日 2 次。

玉竹猪心：玉竹 50g，猪心 500g，葱、姜、花椒、食盐、味精、白糖、香油各适量。将玉竹切片，清水润透，水煎 2 次，取汁约 1 500ml。猪心剖开，洗净，入玉竹液中，加葱、姜、花椒等，煮至猪心六成熟时，取出候凉，而后放入卤汁锅中卤熟取出，切片备用；锅中加卤汁适量，调入食盐、味精、白糖及香油适量，加热成浓汁，放入猪心片滚炒即成。

麦冬人参鸡肉汤：麦冬 25g，人参 15g，鸡腿肉 150g，食盐、味精各适量。将人参切片备用，先将鸡腿肉加清水适量煮沸 10min 后，下人参、麦冬，煮至鸡肉烂熟后，用食盐、味精调味，饮汤食肉，嚼食诸药。

从整体着眼，以上诸种药膳可以更替常食，坚持食用，疗效较佳。

6. 干燥综合征患者应如何饮水?

患者咨询： 我患上干燥综合征已经有 5 年了，每次就诊，医师都会告诉我避免用口呼吸，平时要多饮水。但我还是不清楚要饮多少水才比较合适？什么时间饮水会比较恰当？

专家回复： 70% ~ 80% 的干燥综合征患者诉有口干，因此饮水量一般较常人为多。但干燥综合征患者的口干并非由体内失水导致，而是由于唾液分泌减少所致。除非是患者合并有肾脏损害、肝病及心力衰竭，否则很少会因饮水过多而出现水中毒。因此建议干燥综合征患者的饮水量为每天 2 000 ~ 2 400ml。饮水时间应分配在一天中任何时刻，喝水应该少量多次。每次 200ml 左右（1 杯）。空腹饮下的水在胃内只停留 2 ~ 3min，很快进入小肠，再被吸收进入血液，1 小时左右就可以补充给全身的血液。体内水分达到平衡时，就可以保证进餐时消化液的充足分泌，增进食欲，帮助消化。一次性大量饮水会加重胃肠负担，使胃液稀释，既降低了胃酸的杀菌作用，又会妨碍对食物的消化。

早晨起床后可空腹喝 1 杯水，因为睡眠时的隐性出汗和尿液分泌，损失了很多水分，起床后虽无口渴感，但体内仍会因缺水而血液黏稠，饮用 1 杯水可降低血液黏度，增加循环血容量。睡觉前也可喝 1 杯水，有利于预防夜间血液黏稠度增加。

白开水是最符合人体需要的饮用水，如果水的硬度大，则可以使用蒸馏水。不宜饮用生水、蒸锅水。生水直接饮用可能会引发急性胃肠炎、伤寒、痢疾及寄生虫感染等疾病。经过多次反复使用的蒸锅水，会浓缩其中原有的重金属和亚硝酸盐。重金属摄入过多可造成相应危害。亚硝酸盐能使血液中正常携氧的低铁血红蛋白氧化成高铁血红蛋白，而失去携氧能力。摄入的亚硝酸盐进入胃中，在胃酸作用下与蛋白质分解的产物二级胺反应生成亚硝胺，而亚硝胺是一种致癌物质。

7. 哪些食物对干燥综合征患者有益？

患者咨询：我患上干燥综合征后，一直很注意饮食，有人说要多吃甲鱼，有人说要多吃梨，大夫说要辨证配食。请问专家：那么到底哪些食物适合我们干燥综合征患者食用呢？

专家回复：一般来说，下列食物比较适合干燥综合征患者食用。

甲鱼：性平，味甘，有滋阴凉血作用，又是含丰富蛋白质的清补食品。《随息居饮食谱》说它："滋肝肾之阴，清虚劳之热"。所以，干燥综合征者，食之最宜。甲鱼蛋又称鳖卵，《本草蒙筌》载："盐腌煮吞，补阴虚亦验。"鳖的背甲煎熬而成的胶块，称为"鳖甲胶"，也有滋阴补血退虚热的作用，呈现出阴虚内热的干燥综合征患者，均宜食之。

龟肉：性平，味甘、咸，能滋阴、补血。《日用本草》云："大补阴虚。"《医林纂要》亦载："龟肉治阴虚血热之症。"《四川中药志》还说："龟肉治女子干病。"所谓女子干病，当指多见于女性的干燥综合征，食之更为有益。用乌龟的甲壳熬煮而成的固体胶块，名"龟板胶"，也有滋补养阴作用。《本草汇言》认为龟板胶"主阴虚不足……凡一切阴虚血虚之证，并皆治之"。干燥综合征的妇女，食之亦宜。

鸭肉：性平，味甘、咸，是一种滋阴清补食品。《随息居饮食谱》中称它能"滋五脏之阴，清虚劳之热"。干燥综合征患者常用鸭子煨汤喝，最为有益。鸭蛋亦属养阴食品，《本草备要》载："鸭蛋能滋阴。"故食之亦宜。

乌骨鸡：性平，味甘，有养阴退热作用，体质虚弱、阴虚内热的干燥综合征患者，常吃乌骨鸡，最为适宜。《本草纲目》云乌骨鸡"补虚劳羸弱"。《本草通玄》说它"补阴退热"。明代医家缪希雍还说："乌骨鸡补血益阴，则虚劳羸弱可除，阴回热去，则津液自生，渴自止矣。"

海参：《药性考》和《本草求原》均认为海参"咸寒"，能"降火滋肾，通肠润燥，除劳怯症"，能"润五脏，滋精利水"。海参既能补虚，又能滋阴，干燥综合征的妇女，食之最宜。

蛤蜊：性寒，味咸，能滋阴、化痰、软坚、利水。《嘉祐本草》认为蛤蜊肉"润五脏，止消渴，煮食之"。《本草经疏》亦云蛤蜊"性滋润而助津液"。蛤蜊肉质洁白细嫩，营养价值较高，味道鲜美，素有"天下第一鲜"之称誉，又能滋阴润燥，最宜干燥综合征患者食用。

牛奶：性平，味甘，有生津润燥、补虚养阴的作用。古代医家认为："牛乳乃牛之血液所化，其味甘，其气微寒无毒，甘寒能养血脉，滋润五脏，故主补虚羸，止渴。"另有酸牛奶，又名酸奶，是以新鲜的牛奶为原料，加入纯乳酸菌种培养而成，不仅酸甜可口，营养丰富，饮之还可生津止渴、养阴润燥、增进食欲、帮助消化，干燥综合征患者最宜食用。

燕窝：性平，味甘，能养阴润燥，燥证最宜。清代医家吴仪洛说它"大养肺阴，补而能清"。《本草再新》亦云："大补元气，润肺滋阴。"清黄宫绣还认为燕窝"入肺生气，入肾滋水，入胃补中，俾其补不致燥，润不致滞，而为药中至平至美之味者也"。体质虚弱的干燥综合征患者，宜常食之。

银耳：性平，味甘淡，不仅营养价值较高，而且还有滋阴、润燥、养胃、生津、润肺的作用。《本草再新》就曾说它"润肺滋阴"。《增订伪药条辨》亦云白木耳"治肺热肺燥"。《饮片新参》中还说："银耳清补肺阴，滋液。"肺开窍于鼻，对于肺阴不足、阴虚有热、鼻干口渴的干燥综合征患者，最宜常食银耳。

桑葚：性凉，味甘，对津液缺乏的干燥综合征患者，桑葚有食疗效果，它能补肝、益肾、滋液、润燥。古代医家认为"桑葚甘寒益血而除热，为凉血补血益阴之药"，阴虚内热、津液不足者，可进食。

乌梅：《本草经疏》中说："乌梅味酸，能敛浮热……好唾口干者，虚火上炎，津液不足也，酸能敛虚火，化津液……所以主之也。"干燥综合征患者，宜用乌梅同冰糖煎水，自制成乌梅汤，又酸又甜，酸甘化阴，饮之尤宜。

西瓜：性寒，味甘，虽无滋阴之功，但西瓜多汁液，能生津、止渴、清热、解暑、除烦，尤其在夏季，干燥综合征者更宜频食之。

甘蔗：性寒，味甘，既能清热润燥，又能生津止渴。明代李时珍说："蔗，其浆甘寒，能泻火热。"《本草经疏》亦云："甘蔗，……取其除热、生津、润燥之功耳。"故干燥综合征者宜食之。

梨：性凉，味甘、微酸，可以生津、润燥、清热、止渴。《重庆堂随笔》中记载梨"温热燥病，及阴虚火炽，津液燔涸者，捣汁饮之立效"。干燥综合征患者，无论生吃或蒸熟食之皆宜。《本草通玄》中曾说过："生者清六腑之热，熟者滋五脏之阴。"

橘子：性凉，味甘、酸。《本草拾遗》中说它性"冷"，能开胃理气，止渴润肺。《日用本草》说："橘，止渴，润燥，生津。"橘子又甜又酸，同具酸甘之味，中医有"酸甘化阴"之说，干燥综合征者宜吃橘，可以收到养阴生津、清热润燥之功。

柿子：清王孟英《随息居饮食谱》云"鲜柿，甘寒养肺胃之阴，宜于火燥津枯之体"。干燥综合征的患者宜吃柿子，能收到清热、润肺、止渴的效果。

枇杷：性凉，味甘、酸，有润肺、止渴作用。《本经逢原》中说："必极熟，乃有止渴下气润五脏之功。"《日华子本草》亦云："润五脏，……并渴疾。"故对干燥综合征者，适宜食之。

西红柿：性微寒，味甘、酸，含有丰富的维生素，其中以维生素 C 最多，它既是蔬菜，同时又具有水果的特性，故有人称之为"菜中之果"。《陆川本草》云："生津止渴，健胃消食。治口渴，食欲不振。"干燥综合征患者，无论生吃，或是烧汤喝，皆宜。

枸杞子：性平，味甘，干燥综合征者宜常以之泡茶饮。它有滋肾、润肺、养阴的作用。《本草经疏》中曾说枸杞子"润而滋补，兼能退热，而专于补肾，润肺，生津，益气，为肝肾真阴不足，劳乏内热补益之要药"。

沙参：有南沙参与北沙参之分，干燥综合征之人皆宜食之。可用沙参煎水代茶饮，也可用沙参同枸杞子，或麦冬，或西洋参，或石斛，任选一二种煎水当茶。南北沙参性皆凉，味甘微苦，均有养阴润燥、滋阴降火作用。

西洋参：性凉，味甘、微苦，能养肺阴、清虚火、生津液、止燥渴，性凉而补。《增订伪药条辨》认为："西参滋阴降火，东参提气助火，效用相反，凡是阴虚火旺，劳嗽之人，每用真西参。"干燥综合征多属中医阴虚火旺之证，食用西洋参，泡茶常饮，最为相宜。

醍醐：是用牛乳制成的食用脂肪。其性平，味甘，能养营、滋阴、润燥、止渴。清代大医王孟英就说它"润燥充液滋阴，止渴耐饥，养营清热"。这完全符合干燥综合征的饮食宜忌原则，故常食颇宜。

干贝：又名江珧柱。性平，味甘、咸，有滋阴益肾之功。《本草求原》中说它"滋真阴"，是一种营养丰富的清补食品，阴虚体质的干燥综合征之人，常食颇宜。

此外，干燥综合征的患者，还宜吃蛙肉、蚌肉、牡蛎肉、西施舌、乌贼鱼肉、鳗鲡、阿胶、蜂蜜、蜂王浆、青鱼、乌鱼、鲫鱼、鸡蛋、赤豆汤、绿豆汤、豆腐浆、百合、莲子、萝卜、胡萝卜、青菜、黄芽菜、荠菜、黑茼蒿、菊花脑、莴苣、枸杞头、马兰头、荸荠、黄瓜、丝瓜、菜瓜、冬瓜、香蕉、葡萄、草莓、柑橘、罗汉果、地黄、黄精、石斛、首乌等，就不一一赘述了。

8. 干燥综合征在调味品方面有限制吗?

患者咨询: 我婆婆平时饮食口味比较重,很爱吃大蒜、辣椒,最近因为口干、眼干去医院看病,最后诊断为干燥综合征。医生告诉我们说饮食要清淡。请问专家:调味品方面有什么限制?

专家回复: 干燥综合征主要表现为口干、眼干,因此对患者而言,饮食需清淡。调味品方面,由于肉桂、姜、葱、蒜、辣椒、胡椒、花椒、茴香等均属于辛辣、香燥、温热之品,因此应尽量减少食用,以防助燥伤津,加重口干的感觉。

9. 干燥综合征出现吞咽困难,饮食上需要注意什么?

患者咨询: 我口干已经有十来年了,近 1 年出现吞咽困难,吃干东西的时候没有水就咽不下去,牙齿也开始一块块掉,一般稍微硬一点的东西都不能吃,到医院检查,大夫说我患上了干燥综合征。请问专家:在饮食上,我应该注意什么才能改善我目前的症状?

专家回复: 干燥综合征的胃肠症状比较常见。您的吞咽困难主要是由于唾液减少而引起咽和食管干燥。最直接的解决办法是大量饮水，如果水的硬度大，则可以使用蒸馏水，这个很方便，市场上就可以买到各种品牌的蒸馏水。还可以咀嚼无糖口香糖刺激唾液腺的分泌。必要时可以使用人工唾液，以起到湿润和润滑口腔的作用。进食时可以采用流质或半流质饮食，比如粥、泡饭、汤面等。少数患者因环状软骨后食管狭窄，或食管肌肉功能异常而致吞咽困难更为明显，此时喝大量水也无助于吞咽，需要专业的医学治疗措施。

10. 干燥综合征伴肾小管酸中毒，饮食上需注意些什么？

患者咨询： 我姐姐经常说口干已经好几年了，近几个月出现尿量增多，并且经常全身无力，严重时动都动不了，到医院进行了反复的检查，医生说她患了干燥综合征，并且有肾损害。请问专家：在饮食上我姐姐应注意些什么？

专家回复： 干燥综合征 30% ~ 50% 的患者有肾损害。肾脏对于人体有很多重要功能，其中一点就是维持血钾水平的正常，参与水的代谢。由于肾脏受到了破坏，钾离子就不断从尿里面大量丢失，患者就会出现血钾降低，导致软瘫，先从四肢开始，继而导致翻身、抬颈、坐起困难，甚至呼吸困难。由于水重吸收功能障碍，引起多尿、烦渴，尿量可达每日3 000ml以上。如果出现低钾表现，患者可以食用一些含钾高的食物，肉、青菜、水果、豆类含钾量高，海藻类食品如紫菜、海带、羊栖菜等含钾也高。蔬菜中的菠菜、苋菜、香菜、油菜、甘蓝、芹菜、大葱、青蒜、莴笋、土豆、山药、鲜豌豆、毛豆以及大豆及其制品也含钾较高，粮食以荞麦面、红薯含钾量较高，水果以香蕉、柑、橙、山楂、桃子、鲜橘汁、西红柿的含钾最为丰富。

如发展成肾功能不全，则需优质低蛋白饮食，多食富含维生素的蔬菜和水果。所谓优质蛋白传统观念认为主要指动物蛋白，如鸡蛋、鸭、鱼类、瘦肉、牛奶、豆制品等，现在植物蛋白更受青睐。应用皮质激素或有肾脏损害的患者易导致水、钠潴留，引起水肿，故要低盐饮食。

11. 干燥综合征伴肝脏损害，饮食上需注意些什么？

患者咨询：我口干、眼干已经有很多年了，最近乏力明显，皮肤发黄，到医院检查医生说我患上干燥综合征了，并且伴有肝损害，给我开了熊去氧胆酸、泼尼松等药。听说得了肝炎需要多吃高热量高糖的食物，请问专家：干燥综合征伴有肝损害饮食上需注意些什么？

专家回复：当干燥综合征患者同时伴有肝损害时，饮食上需注意以下几条。其一是要禁酒，因为饮酒后，酒大部分被肠道吸收，90%以上在肝脏代谢，对于肝脏本身有损害，肝功能降低，酒精（乙醇）代谢所需的各种酶活性降低，分泌减少，影响了肝脏对酒精的解毒能力。因此酒精对肝细胞有损害，会加重肝脏疾病，且酒精浓度越高肝损害越严重。其二是禁食油煎炸及硬、脆、干、粗糙、刺激食物，忌暴饮暴食，饮食上应细软、易消化、少食多餐。其三仍然是多饮水，以促进胆汁分泌，加速胆红素的代谢及代谢废物的排泄。其四是伴有肝脏损害的患者脂肪摄入不宜太多。脂肪每天不超过20g，炒菜时用植物油为宜。这主要是因为脂肪的消化吸收和分解处理主要依靠肝脏，肝功能异常时，过多的脂肪摄入，在肝脏不能有效地被分解处理，而增加了肝脏负担，引起脂肪肝或消化不良，加重肝脏疾病。其五是饮食中应有足够的热量。宜进食足量蛋白质，碳水化合物摄取要适量，不可过多，以免发生脂肪肝。每天摄入热量在8 400千焦（2 000千卡）左右。不宜过多吃糖类和甜食，过多地吃糖保肝，会造成血糖升高，且糖能转化为脂肪储存于体内，能引起肥胖、脂肪肝和糖尿病的发生。其六是摄入丰富的维生素。新鲜水果和蔬菜是含有丰富维生素及矿物质、微量元素的最好食品。但进食水果时应注意进食适量，水果要新鲜、熟透，要细嚼慢咽，有所选择，水果应清洁干净。常见的水果有香蕉、苹果、梨、柑橘、橙子、椰子等。

12. 干燥综合征伴肺间质病变，饮食上需注意什么？

患者咨询：我姑姑今年 47 岁，很多年前就经常听她说容易口干、眼睛干，但她都没引起注意，也没去看病。最近她出现反复咳嗽，行走一小段路即出现气短，胸闷，这才到医院检查。医生说她患上干燥综合征并且已经有了肺损害，采用泼尼松及环磷酰胺治疗。请问专家：在药物治疗的同时，她在饮食上还需注意什么？

专家回复：当干燥综合征患者伴有肺损害时，大部分患者无呼吸系统症状，部分患者因气管及其分支的分泌减少而出现干咳，痰液黏稠，不易咳出。60%~70% 的患者有肺功能的异常，主要是限制性通气障碍和气体弥散功能下降，40% 患者出现肺 X 线的异常，主要表现为肺间质病变。

伴有肺部间质性病变的患者必须戒烟，这是改善肺功能最重要的措施。在饮食上，应摄取有丰富营养的食物，摄取充足的蛋白质、热量、维生素和微量元素。时刻注意"八分饱"，太饱会影响呼吸肌的运动，引起呼吸困难。产气食物会引起腹部胀气，应尽量少吃或不吃。可适当多喝水，有助于排痰。不食用爆米花，因为目前的研究发现爆米花吃得过多易患肺病。现在人们吃的爆米花含有化学食品添加剂双乙酰酮，双乙酰酮接触多了，人很容易患上一种闭塞性细支气管炎，又被称作"爆米花肺"。轻则让人呼吸困难，咳嗽不止；重则出现肺组织纤维化，基本丧失功能，甚至死亡。饮食宜少肉、少淀粉和低盐，因为美国的一项研究发现饮食中多肉、含有大量精制淀粉和盐类，将会增加发生慢性呼吸性疾病的风险，而食用大量蔬菜水果则相反。

英国研究人员研究发现，每天吃1个苹果不仅能使你不易生病，对肺也有好处。因为苹果中含有大量的名叫槲皮苷的黄酮类抗氧化物，这种抗氧化物能保护肺部免受污染与吸烟的有害影响。洋葱、茶和红葡萄酒中也含有槲皮苷。

当患者因肺部间质性病变并发感染，出现咳嗽、痰多、易咳时，宜健脾化湿、化痰和中，推荐药膳为橘红八珍糕。取茯苓、白术、白扁豆各10g，芡实、山药、杏仁（去皮、尖）、陈皮丝各15g，薏苡仁20g，米粉250g，白糖适量。将茯苓、白术、芡实、山药、薏苡仁、白扁豆、杏仁研成粉，炒香，加入米粉及适量白糖，用陈皮丝煮的水，糅合成团，放入蒸笼中，上面撒上陈皮丝，用武火蒸熟后食用。

当患者出现干咳、少痰时宜滋阴润肺，推荐药膳为秋梨川贝膏。

咳嗽气喘、活动则加剧者宜补肺肾、益元气、平虚喘，推荐药膳为虫草炖老鸭。取冬虫夏草 15g，老雄鸭 1 只，将虫草放于老鸭腹内，加水炖熟，连食 1 月左右。

13. 继发于系统性红斑狼疮的干燥综合征，饮食上需注意些什么？

患者咨询： 我是一名系统性红斑狼疮的患者，最近反复出现口干、眼干症状，到医院看病，经过检查后医生告诉我说患上了继发性干燥综合征，用药治疗没有特别大的变化。我知道系统性红斑狼疮的患者饮食要非常注意，请问专家：继发于系统性红斑狼疮的干燥综合征在饮食上需注意些什么？

专家回复： 干燥综合征患者的饮食原则如前所述，但因你同时患有系统性红斑狼疮，所以还要兼顾到红斑狼疮的饮食调配原则。总的原则是需要进食营养丰富、低脂、低盐、低糖、富含多种维生素和钙的食物。系统性红斑狼疮患者多有肾脏损害的表现，可出现蛋白尿，导致低蛋白血症、水肿，甚至出现肾功能异常。对于单纯的尿蛋白，而无肾功能损害者，应及时补充足够的蛋白质,但蛋白质的摄入也有一定要求,过分强调高蛋白饮食,可引起肾小球高滤过,久之则促进肾小球硬化。优质的动物蛋白包括鸡蛋、牛奶、瘦肉等,植物蛋白应适当限量。对于肾功能损害者,要限制蛋白质的摄入量,这样可减少血中的氮质滞留,减轻肾脏负担,延缓肾功能衰竭的进程。对于长期应用激素治疗的患者,易导致水钠潴留,肾脏受损者,此类患者应予低盐饮食,水肿明显者则应适当限制摄水量。激素的应用,可出现代谢紊乱,导致电解质平衡受影响,并且出现药物性糖尿病,因此要少食高糖食物。另外,要多食含有维生素的食物,平时除药物补钙外,还应多食一些含钙的食物。不食用或少食用具有增强光敏感作用的食物,如无花果、紫云菜、油菜、黄泥螺以及香菜、芹菜等,食用后应避免阳光照射。蘑菇、香菇等蕈类和某些食物染料及含 L-刀豆素的苜蓿类种子、豆荚也会有诱发系统性红斑狼疮的潜在作用,尽量不要食用或少食用。忌食辛辣等刺激性食物,如辣椒、生葱、生蒜等。

14. 继发于类风湿关节炎的干燥综合征,饮食上需注意些什么?

患者咨询: 10 年前我姐姐就得了类风湿关节炎,一直有规律地吃药和复诊。最近 1 年她觉得口干、眼干得厉害，吃点辣的或者煎炸的食物就更严重，于是就到医院就诊，医生说她患了继发性的干燥综合征。请问专家：这种继发于类风湿关节炎的干燥综合征饮食上需注意些什么？

专家回复： 干燥综合征患者的饮食原则如前所述，从西医学的角度来看，类风湿关节炎患者原则上是不忌口的，但适宜的饮食可使症状改善，防止关节肿痛发作。首先，要保证足够的热量，如果热量不能满足机体需要，就有可能导致病情恶化或不能耐受所服药物的毒副作用，热量的来源要以糖类和蛋白质为主，尽可能地减少饱和脂肪和胆固醇的摄取。其次，患者常年服药会影响食欲和消化功能，饮食上应选择容易消化的食物，烹调方式以清淡爽口为原则，尽量少吃辛辣、油腻或冰冷食品。再次，适量补充微量元素、维生素和钙质。最后，避免食用曾诱发关节炎发作的食物，某些食物如谷类（小麦、燕麦、黑麦）、奶制品、茶、咖啡、柑橘等可能导致少部分患者关节炎加重，因此对于这部分患者来说，应避免吃这些食物。总之，多样化、营养丰富且均衡的饮食计划有助于预防和控制一些关节炎。

第七章

预防调护措施

预防措施是指为了防止潜在的不合格、缺陷或其他不希望有的情况发生，消除其原因所采取的措施。对干燥综合征这种疾病而言，我们采取预防措施是为了预防其发生，或是对已经发生的尽早发现、进行控制以延缓其进展。常采用的预防措施如下：①加强体育锻炼和情绪修炼，增进身体和心理健康。②加强对干燥综合征的宣传，争取早期诊断、早期治疗。③对患者进行健康教育，及时发现疾病进展和并发症。④常饮绿茶。

1. 干燥综合征会遗传吗？如何预防？

患者咨询：我患上干燥综合征已经十多年了，有一个女儿 10 岁，听说干燥综合征有遗传倾向性，我很担心女儿也会得上这种病。请问专家：干燥综合征会遗传吗？有什么方法可以预防呢？

专家回复：干燥综合征有一定的遗传倾向，遗传因素中显示，携带某些易感基因是干燥综合征的易患因素，家系研究中，干燥综合征患者的亲属患该病的危险性高于正常人群，也表明干燥综合征发病与遗传和基因有关，所以你的下一代患干燥综合征的概率可能较正常人要高。但遗传率并不是百分之百，你不必过于担心。该病目前尚无有效的预防方法，但注意以下几点会有助于避免疾病的发生或使疾病得到早期的控制：

（1）病因预防：国内外的医学研究普遍认为干燥综合征与遗传因素、环境因素及性激素水平等有关。环境因素中的病毒感染可能诱发本病。人类疱疹病毒（EB病毒）、逆转录病毒和丙型肝炎病毒是目前研究最多且与干燥综合征发病相关的病毒。所以坚持体育锻炼，增强体质，预防病毒感染会有助于避免疾病的发生。

（2）加强科普教育，争取早期诊断、早期治疗：研究发现干燥综合征患者的预后良好，无明显内脏受累，生存时间接近普通人群。因此加强本病的宣传教育，普及民众对该病的认识，及时就诊，使患者获得早期诊断和早期合理的治疗，就可控制疾病的进一步发展，不至于对内脏产生损害而导致预后不良。

2. 如何预防干燥综合征病情的进展？

患者咨询：我好多年前已经出现口干了，也有多个烂牙，一直都没有怎么注意。最近口干比以前厉害，牙齿有的还崩了，爬楼梯时也出现气急胸闷。我有点担心就赶紧到医院看病，医生说我患上了干燥综合征，并且已经有了肺的间质病变，说如果不积极治疗有可能还会影响到其他脏器，我很害怕。请问专家：您说有什么方法可以阻止疾病的发展呢？

专家回复：的确，你的医生说得对。干燥综合征如果不进行治疗，任其病变发展，可出现多个脏器的病变，如肺间质纤维化、肺动脉高压、肾小管性酸中毒、肾功能衰竭、恶性淋巴细胞增生、中枢神经病变等，丧失治疗时机。因此，早诊断、早治疗、合理用药及全程治疗相当重要。你已经出现了肺的间质性病变，为防止疾病的进一步进展，除了积极遵医嘱治疗，你自己还需做到以下几条：①首先必须增强战胜疾病的信心，精神上不要过于紧张害怕，工作不过度疲劳，生活有规律，睡眠需充足，娱乐要适当。虽然此病目前尚不可以治愈，但可以被控制。②找一个自己认可的固定的专业医师做定期复查，合理用药，全程治疗。如出现特殊的情况则需随时就诊。不能随便停药，需根据病情转归及检查结果在专科医师的指导下减撤或停用相应的药物。③如条件允许，建立一个健康自我管理系统，在专科医师的指导下对自己的疾病进行全面科学的管理。也可以对自己的健康波动作记录，以了解本身疾病的模式，并且以一种有组织的方式来呈现给你的专业医师，这样你的医师就可以在有限的就诊时间内了解你目前的整个疾病状态，以更好地调整药物或制订出有目的性的指导方案，有利于病情的控制。④参加病友会或相关座谈会，以互相汲取经验，互相鼓励，增强战胜疾病的信心。

3. 干燥综合征患者日常生活中有什么需要注意的?

患者咨询: 我妈妈最近因为口干、眼睛发涩看不清以及关节痛去医院看病，医生说是得了干燥综合征，现在在吃药治疗。请问专家:除了吃药外，日常生活中我们还需要注意什么?

专家回复: 干燥综合征患者除需要专科治疗外，日常生活中的注意事项有以下几点。①因泪液分泌少，平时应避光避风，必要时戴防护镜;保持室内湿润，使用加湿器或在地面洒水增加空气湿度，有助于保持眼睛湿润，最好使用蒸馏水;睡眠时使用特制的含水眼罩，减轻眼睛水分的蒸发。②因唾液分泌少，需多饮水，也可以咀嚼无糖口香糖、无糖糖果、枸橼酸及柠檬汁等刺激涎腺分泌。③应定期行口腔科检查，选用不含除垢剂的牙膏，以减少对口腔的刺激，使用含氟化物的牙膏以减少牙釉质的丢失。佩戴义齿的患者需要给义齿定期消毒。④皮肤干燥可使用皮肤润滑剂和皮肤保湿剂。阴道干燥可以使用阴道润滑剂，对于绝经后妇女可以阴道局部使用雌激素。注意预防阴道的酵母菌感染。⑤干燥综合征患者不论到何处就医，都应主动向医生告知病情，防止手术中、手术后因气道干燥、黏液堵塞而发生意外。⑥患者应该避免使用抗胆碱能和抗组胺类药物。⑦预防上呼吸道感染，对干燥症状也有益处。

4. 孕产妇如何预防干燥综合征的复发?

患者咨询: 我妻子是一名干燥综合征的患者，今年30岁。我们结婚5年了，很想要个小孩，但听说，怀孕会导致疾病复发，所以我们非常担心，一直不敢让她怀孕。请问专家:像我妻子这样的患者什么时候可以怀孕? 怀孕期间应该注意什么?

专家回复: 干燥综合征与其他风湿病患者一样，需掌握好怀孕的时机，在以下条件具备的情况下可以怀孕。①无重要脏器的受累。②病情缓解、稳定1年以上。③停用免疫抑制剂6月以上。④如使用强的松（泼尼松），需每日小于10mg。妊娠后应定期到产科和风湿病科诊治，严密监测病情有无活动，并进行胎儿的监测，尤其是抗SSA抗体或抗SSB抗体阳性的患者。如果监测发现胎儿出现心率减慢，提示房室传导阻滞，则推荐使用地塞米松。与泼尼松相比，该药可以通过胎盘，而且不需要经过体内代谢即能发挥作用。经治疗后，部分胎儿出生后心率能维持正常水平。分娩前需提前住院，如果有使用强的松治疗的，临产时用甲泼尼龙每日 60mg 或氢化可的松琥珀酸钠每日 200～300mg，产后第二日甲泼尼龙 40mg 或氢化可的松琥珀酸钠 200mg，产后第三日恢复产前剂量。哺乳期，如需亲自喂养，应多休息，但禁用免疫抑制剂。需注意，怀孕时期的药物使用原则是其益处超过药物潜在危险时才能用药。

5. 干燥综合征患者如何进行心理调整?

患者咨询：我今年大学毕业刚参加工作，还没有结婚。1 个月前被诊断为干燥综合征，听说这个病是不能被治愈的，我非常担心和害怕。对我来说，前面还有那么漫长的人生路需要去走，我都不知道该如何去面对。请问专家：干燥综合征患者如何进行心理调整?

专家回复：患病后患者往往会出现恐惧、失望、消极、焦虑、愤怒、情绪低落、对康复失去信心，甚至自杀等情况，因为疾病改变了一个人生存的正常状态或生活模式。生活节律的破坏成为一种极为强烈的信号，冲击着患者的内心世界，改变其原来的心理状态和生理状态，进而影响到其社会适应能力、自我评价以及人格特征。这时候，除了患者自身的努力外，专业医生、家庭、朋友和同事等整个支持系统所起的作用非常重要。

第一，在医生的专业指导下，患者必须认识到干燥综合征本身是一种慢性疾病，容易复发，各种不适的症状常常影响正常的生活、学习和工作。从最初的恐惧担忧到最后的坦然接受，患者必须接受疾病的挑战，学会保持心情舒畅和积极的生活态度。其实干燥综合征并不是绝症，经过系统治疗后，多数患者病情能够得到控制。况且，无内脏损害的干燥综合征患者的寿命与普通人群没有显著差异。

第二，慢性病患者需要周围人群完整的支持和鼓励，除了专业指导医师外，还包括家庭、同事、朋友及病友会的支持。病友会中的聊天是一项很重要的心理调适过程，通过与相同疾病病友的交流，你可以感受到你并不是孤独的、一个人在经历这种疾病的痛苦，同时还可以互相分享彼此在疾病治疗过程中的感受，并获得病友的支持与鼓励。

第三，要学会与你的疾病一起生活，而不是与它斗争或是躲避。因为疾病也是你人生中的一部分，你在经历病痛折磨的同时，别人可能在经受另外的考验，这就是人的生活，重要的是生活的态度和建立的信心。美国麦克威廉姆斯（McWilliams）曾说，积极的想法（快乐、幸福、美满、成就感、有价值感）会产生正面的结果（热情、平静、安逸、活力、爱），消极的想法（批评、无价值感、不信任、怨恨、恐惧）会产生负面的结果（恐惧、自我疏离、愤怒、疲乏）。所以为了健康，患者必须学会平衡积极和消极的想法，因为只要是人，即使是一个健康的人，也难免会有些消极的想法，重要的是如何控制与平衡的问题。如果通过上述的一些方法，你还是感到无助和抑郁，则可以寻求专业的心理医师的帮助。

6. 干燥综合征患者如何进行康复锻炼，应该运动还是休息？

患者咨询： 我婆婆是个很爱运动的人，半年前因为出现关节痛和口干、眼干，去医院看病，被诊断为干燥综合征，吓得她再也不敢像平常那样运动了。现在吃药后关节基本不痛了，她就想再去运动，但是我担心运动不当会影响到疾病的康复。请问专家：干燥综合征患者应该如何进行康复锻炼？应该运动还是休息？

专家回复： 正如你所说，有些患者可能因为自己患上了干燥综合征而认为锻炼是不适合自己的，甚至认为锻炼会加重疾病或导致疾病的复发。其实这些想法并不正确。因为对于风湿病患者而言，必要的休息很重要。但过度的休息可引起骨质疏松、肌肉萎缩、关节强直、心肺耐力下降，甚至产生情绪上的影响，如抑郁或孤独感。所以一旦病情缓解，就可以逐步增加功能锻炼。研究发现适当的定期体力活动和锻炼能使骨骼坚固有力，使软骨得到充分营养，使肌肉和韧带变得强健有力，减少关节强直、丧失功能的发生率，减轻疼痛、疲乏和抑郁。所以任何风湿病患者都需要运动，即使是干燥综合征患者，研究也认为运动组患者在运动耐力、需氧量、抑郁、疲劳等参数较休息组有明显的改善。但是如何科学地找到休息与锻炼之间的平衡点呢？

在急性发作期，全身症状明显或关节严重肿胀时，患者宜卧床休息，即我们临床上说的连续性及全身性的休息。当起始锻炼时，往往也需要更多的休息，因为与健康人群相比，患者的适应性降低，包括容易疲倦、运动后恢复延迟、很轻微地活动即出现气短等。

锻炼的方式须循序渐进，一般应遵循运动量由小到大，锻炼时间由短到长、锻炼次数由少到多的原则，以使自己逐渐适应。锻炼类型包括治疗性锻炼，这是由医疗专业人员针对特定的身体部位及身体状况而进行制定的。第二种是指娱乐性或一般康复活动，包括散步、跳舞、游泳及我国传统的太极拳或太极剑等。第三种为竞技性的活动，因其活动强度大，时间长，相对的损害风险较大而不被推崇。

7. 干燥综合征患者锻炼的类型有哪些?

　　患者咨询: 我是一名 40 岁的女性患者，刚被诊断为干燥综合征。医生告诉我说，除了吃药外，还需适度运动，增强体质。请问专家: 适合干燥综合征患者的锻炼类型有哪些? 所谓适度如何去掌握?

　　专家回复: 对干燥综合征患者而言，无论有无系统受累，有氧运动都是一种很好的锻炼类型。所谓有氧运动是指运动时有充足的氧气供应，以有氧代谢为主要能量来源的运动。有氧代谢是人体内最彻底的代谢形式，只产生二氧化碳、水，几乎不生成对身体有害的物质。有氧运动可以改善心肺功能，预防和控制高血压、糖尿病、高血脂，减少多余脂肪，有效防止钙的流失，提高骨骼密度，改善心理状态和改善睡眠质量。我们生活中很多运动方式都属于有氧运动，比如步行、跑步、爬山、划船、游泳、有氧操、自行车、太极拳、排球、羽毛球、篮球、网球、乒乓球、社交舞蹈等。这些周期性有氧运动强度容易控制，简单易行，不需要特殊的设备。患者可以根据自己的喜好和身体状况进行选择。但是需要注意的是，进行的有氧运动是循序渐进的和中等强度的，而不是高强度的。年龄和健康情况决定患者是否需要接受锻炼的筛查，可由你的医生进行简单的 6 分钟步行测试，决定锻炼的强度和起始锻炼的持续时间。而耐力和适应性改善时，应逐步提高锻炼要求。

需着重提及的是太极和瑜伽锻炼。它们不仅是安全有效的而且还结合了机体的认知成分。所谓机体认知锻炼是指涉及姿势、平衡、本体感觉、协调和放松等方面的活动。多项研究显示太极及瑜伽锻炼能明显地改善机体功能而没有出现不良反应。

如果患者的病变累及关节肌肉，还可进行柔韧性锻炼和肌力强化锻炼。开始时可在理疗科医生的指导下完成，掌握后患者就可以自己在家中或社区的环境中完成。

个人的锻炼往往会觉得枯燥乏味，可以和朋友或家庭成员一起锻炼，以获得更多的支持和鼓励，也可以使用锻炼日记来记录感受并监督进程，还能适时调整锻炼的强度、时间及项目。

8. 干燥综合征患者如何预防得淋巴瘤?

患者咨询： 我母亲最近被诊断为干燥综合征。我在网上查了很多有关这个病的资料，其中有提及说有些干燥综合征会演变为淋巴瘤，而且淋巴瘤死亡率较高。我很担心母亲也会这样，也不敢让她知道有这个情况。请问专家：怎么知道干燥综合征已经演变为淋巴瘤? 有什么方法可以预防这种演变呢?

专家回复： 干燥综合征患者淋巴瘤的发生率确实

比正常人群要高，瑞典马尔默大学医院 Theander 等的研究显示，原发性干燥综合征患者罹患非霍奇金淋巴瘤的危险约为普通人群的 16 倍。干燥综合征的基本病理特点是淋巴细胞浸润，淋巴细胞不仅可浸润外分泌腺体，也可浸润腺体以外的器官，当腺体以外的器官中出现大量淋巴细胞聚集时，称为假性淋巴瘤。可表现为肝脾、淋巴结肿大，血管炎、神经系统表现、肾小球肾炎、间质性肺炎等。需注意的是，这种良性增生可转化为恶性增生，从而导致淋巴瘤发生。

当干燥综合征患者出现腮腺、脾脏、淋巴结的持续肿大，咳嗽、呼吸困难，单侧的肺部肿块及持续的雷诺现象时，要高度警惕淋巴瘤的发生。干燥综合征患者在出现淋巴瘤之前可有巨球蛋白血症和单克隆高 γ 球蛋白血症，淋巴瘤发生后，γ 球蛋白水平可降低至正常水平或偏低，自身抗体消失。

目前还不清楚什么因素与这种演变相关，所以患者需定期随诊，一旦出现上述情况，则需及时就诊，以便得到早期诊断和治疗。

9. 干燥综合征患者能喝茶吗?

患者咨询：我是一名干燥综合征的患者。最近有朋友跟我说喝茶对我这个病有好处，叫我多喝。可是茶的种类好多，什么红茶、绿茶、普洱茶的，看得我都眼花缭乱了。请问专家：干燥综合征患者可以喝茶吗？喝哪种茶对这个病比较好？

　　专家回复：目前，美国佐治亚医学院一个研究小组在《自体免疫》杂志上报告说，动物实验表明，绿茶提取物可有效预防原发性干燥综合征。研究人员在实验中让动物摄入绿茶提取物，结果发现 3 个星期的实验期过后，这些动物唾液腺受损状况明显缓解，口干症状大为减轻。研究人员猜测，绿茶中的表没食子儿茶素没食子酸酯（EGCG）成分也许能令身体"启动"防御体系，抵制 TNF-α 的攻击。TNF-α 是一组与全身炎症有关的蛋白质及其他分子，它们由白细胞产生，可攻击和杀死细胞。研究人员说，摄入绿茶提取物的动物中，TNF-α 杀死唾液腺细胞的数量明显减少。对爱饮用绿茶的人士来说，这是一项令人愉悦的研究结果。中国的茶文化源远流长，对于需禁烟、禁酒的患者来说，这不失为一项美好的替代品。至于红茶和普洱茶，尚无可靠的研究证据证明。所以干燥综合征可以喝茶，并且以绿茶为宜。

10. 患上干燥综合征，经过治疗可以停药吗？

　　患者咨询：我妻子是一名干燥综合征的患者，吃了 5 年的药了，吃得她很腻烦，老说吃也吃不好，不愿意吃了。请问专家：患上干燥综合征，经过治疗可以停药吗？

专家回复：我很遗憾地告诉你，干燥综合征只能控制，不能除根，所以一般情况下不能停药，但并不是说需终身服用所有的药物。如果病情缓解，在医师的指导下，可以减少、调整药物的种类或是减量。临床上往往会碰到患者自觉症状缓解而自行停药导致疾病复发的。这样重新开始治疗，除了病情复发对脏器的损害加重外，反而增加了药物的副作用和经济负担，更不用说某些脏器的功能损害会因病情复发而不可逆转。所以你的太太要学会适应服药这件事，把它当成生活的一小部分，而不是排挤它、腻烦它。

11. 干燥综合征会影响性生活吗？

患者咨询：我是一名 45 岁的女性干燥综合征患者，患此病已经近 10 年，近 2 年过性生活时阴道局部疼痛明显，近半年根本不能进行正常的性生活。请问医生，干燥综合征会影响性生活吗？如何预防性交时发生的不适呢？

专家回复：干燥综合征对性生活可能有较大的影响。干燥综合征的妇女由于大、小阴唇及阴道内的外分泌腺萎缩，分泌液不足，从而导致外生殖器黏膜干枯、变薄，使正常性交无法进行，或出现性交不适、性交痛等症状。尤其中老年妇女性生活得不到快感，甚至无法进行正常性生活。为预防此种现象的发生，干燥综合征患者在性交时可以局部使用润滑剂，也可用甘油水溶液、生理盐水、避孕膏、专门的润滑液等。但需注意不要用凡士林一类非水溶性油脂，以免黏附在阴道壁上引致感染。干燥综合征患者可以适当补充一些安全的雌激素，以增加阴道的分泌液并减少黏膜的萎缩。此外，需积极治疗干燥综合征疾病本身。正常的夫妻生活不会加重病情，和谐的性生活只会改善、提高生活的质量。